中文翻译版

健 康 管 理 学

Active Aging

冈田悦政　编著

郭丽君　主译

科 学 出 版 社

北 京

图字：01-2018-4858 号

内 容 简 介

本书共 11 章。第 1 章为全书的导入部分，主要介绍老化和寿命。第 2～4 章主要介绍现代人的健康现状及维护措施等。第 5～10 章是健康管理的核心部分，主要包括营养、运动、休养、心理卫生、环境方面的内容。第 11 章主要介绍当今最前沿的医疗研究动态。另外，为了适应各个层面的读者，本书还附加了名词解释和短评，以便读者理解、研究。

本书可供政府决策人员及执行人员，健康管理教育人员及研究人员，医疗卫生机构、健康产业、营养产业、运动产业、健康保险及养老产业从业人员阅读和参考。

图书在版编目（CIP）数据

健康管理学 /（日）冈田悦政编著；郭丽君主译. —北京：科学出版社，2019.10
书名原文：Active Aging
ISBN 978-7-03-062638-7

Ⅰ. ①健… Ⅱ. ①冈… ②郭… Ⅲ. ①健康-卫生管理学 Ⅳ. ①R19

中国版本图书馆 CIP 数据核字（2019）第 228909 号

责任编辑：丁慧颖 / 责任校对：张小霞
责任印制：李 彤 / 封面设计：陈 敬

科 学 出 版 社 出版
北京东黄城根北街 16 号
邮政编码：100717
http://www.sciencep.com

北京厚诚则铭印刷科技有限公司 印刷
科学出版社发行 各地新华书店经销

*

2019 年 11 月第 一 版 开本：720×1000 1/16
2020 年 10 月第二次印刷 印张：13
字数：240 000

定价：78.00 元
（如有印装质量问题，我社负责调换）

致　　谢

　　本书的完成非常感谢下列基金的大力支持：国家自然科学基金重大研究计划（91646205）；上海市高校智库内涵建设计划（2018 年 6 月 21日）；上海市卫生和计划生育委员会科研课题（201640338）；河南省科技厅科技攻关计划（社会发展领域，162102310118）；上海交通大学医学院虹桥国际医学研究院 PI 课题（同仁医发〔2014〕79 号）；上海健康医学院种子基金（上健医校［E3-0200-17-201121］）。

　　本书的完成还特别感谢浙江中医药大学郭清副校长、上海交通大学国家健康产业研究院鲍勇院长、上海交通大学安泰经济与管理学院张朋柱教授、上海海洋大学黄春玉副教授等。

《健康管理学》译者

主　审　鲍　勇

主　译　郭丽君

副主译　孟　勇　　吕本艳

译　者（按姓氏汉语拼音排序）

　　　　郭丽君　　黄春玉　　吕本艳

　　　　孟　勇　　王海燕

主 译 简 介

　　郭丽君，名古屋大学健康社会医学博士，上海健康医学院副教授，硕士研究生导师。主要从事医学统计学、健康管理学、健康运动学、社会医学、卫生事业管理及医院管理学教学工作。主张理论和实践相结合的教学模式，注重培养学生的独立工作能力。主要研究方向是从健康医学角度考察各种健康危险因素、健康风险评估及健康干预的对策、弱势人群（妇女和儿童）卫生服务利用状况及公平性，以及"医养结合"老年长期照护医疗保险。主持或参与完成卫生部（现国家卫生健康委员会）、国家发展和改革委员会、民政部、中国国际经济交流中心等科研项目20余项。先后获得省科技成果奖励10余项。发表SCI、CSCD论文30余篇，出版专著、教材10余部。

　　兼任中华医学会健康管理学分会第四届委员会教育与培训学组委员、中华预防医学会健康科普专家委员会委员、中华预防医学会卫生保健分会第三届委员会委员、中华预防医学会社会医学分会第七届委员会委员、世界中医药学会联合会医养结合专业委员会第一届理事、中国卫生政策与管理教学研究会第一届至第五届理事、上海市中西医结合学会第二届社区医学专业委员会常务委员、《健康时报》专家咨询委员会委员。

原著编写人员

冈田悦政	爱知县立大学大学院护理学研究科副教授 博士（医学）	第1章、第11章
冈久玲子	德岛大学大学院齿科药学研究部副教授 博士（保健学）、保健师	第2章
铃木寿则	仙台白百合女子大学人类学部副教授 博士（医学）、硕士（法学）	第3章
水谷阳一	蓝野大学医疗保健学部教授 博士（医学）、医师	第4章
冈田瑞惠	YMS食物、衰老及营养研究实验室 博士（医学）、管理营养士	第5章
神田裕子	东京医疗保健大学医疗保健学部副教授 博士（保健学）、管理营养士	第6章
高桥正人	十文字学园女子大学人类生活学部教授 博士（医学）、医师	第7章
中西员茂	昭和女子大学生活机构研究科教授 博士（医学）、医师	第8章
笹泽吉明	琉球大学教育学部副教授 博士（医学）、硕士（教育学）	第9章
小林敏生	广岛大学大学院医齿药学保健学研究院教授 博士（医学）、医师	第10章

中 译 本 序

日本先于我国 30 年进入老龄化社会，经过多年的总结与改进，其健康管理理念、健康管理基本理论知识、健康管理学科内涵建设、健康管理核心技能等更为完善，健康管理与服务能够在一个良好的社会环境中运作，不仅创造了一定的经济效益，还促进了健康养老事业的稳健发展。

截至 2014 年，日本人的平均寿命男性为 80.50 岁、女性为 86.83 岁，均居世界第一。此外，在健康寿命方面，男性为 70.6 岁，女性为 75.5 岁，也均居世界第一。平均寿命和健康寿命的差距主要体现在日常生活受限制的"非健康期间"。2010 年，日本的"非健康期间"男性为 9.13 年，女性为 12.68 年。而在我国平均寿命最长的上海，平均寿命和健康寿命的差距可达到 20 年左右，为了提高我国居民生活质量，致力于健康寿命延长的健康管理人才培养很重要，出版健康服务与管理专业的教材也很重要。

发展健康服务业，培养健康服务人才，促进人们健康长寿，是"健康中国 2030"的发展目标。健康服务与管理专业是近年来形成的新学科，我国于 2016 年正式批准该专业，在将近三年的时间里，申报成功的院校已达到 100 所左右。此外，在现有的大学教育中，许多新兴的专业，如养老服务专业、运动与营养专业及康复保健专业的健康管理技能等也越来越受重视。然而我国在健康管理理念、学科体系、内容、流程及服务技能等方面尚未发展成熟，致力于健康长寿目标的指导性书籍至今仍然很少。助力此类专业发展急需各专业核心技能教材。本书正是在这样一个专业发展背景下引进并翻译的，以期本书能为我国的健康服务与管理专业提供借鉴，也能为营养、运动、养老、保险及康复等相关专业的老师、学生及工作人员提供参考。

浙江中医药大学副校长

郭　清

原 著 序

健康长寿这句话由来已久，而为实现这一目标的指导性书籍至今仍然很少。《为了健康长寿的健康管理学》的出版至今已有 7 年，在近些年，生命科学领域的新观点不断出现。

本书对健康长寿的新方向提出"积极老龄化"（active aging）的观点，在健康管理方法方面，不仅介绍了基本理论知识，还探讨了现在的健康管理现状和问题，并介绍了一些事例和信息，以便读者今后能够参考利用。本书还指出和说明了怎样才能保持健康。

另外，现在的大学教育越来越重视护师、保健师、营养师的培养，福利、医疗及运动方面的健康管理等领域，许多大学都开设了相关专业的讲座。在这种状况下，总结得比较全面的综合性教材仍然很少见，因此不得不让人怀疑"健康管理学"是不是还没有成为一门学科。基于这样一种现实性的需求，我们编写了本书。本书运用最新的生命科学理论，广泛收集数据，目的是给读者提供一本便于使用的教材。本书适于医疗、营养、运动、福利专业的教师使用，同时也可为上述领域相关的学生及其他读者提供参考。

正如书名一样，本书立足于积极老龄化的健康管理方法，希望能在抑制生命质量（quality of life，QOL）下降、积极迎接 21 世纪老龄化的到来等方面给读者提供一些帮助和支持。

本书按照系统学观点，共分 11 章。第 1 章为老化和寿命。第 2～4 章主要介绍现代人的健康现状及维护措施等。第 5～10 章是健康管理的核心部分，主要包括营养、运动、休养、心理卫生、环境方面的内容。第 11 章主要介绍当今最前沿的医疗研究动态。另外，为了适应各个层面的读者，本书还附加了名词解释和短评，以便读者理解、研究。

本书具体特点如下。

1. 为实现积极老龄化，主要从描述现状、提出问题、理清思路、分析事例这几个方面进行剖析，并力求提供独到的见解。

2. 在短评中插入一些最新的话题和轶事，以使内容浅显易懂，增加读者的兴趣。

3. 文章及数据都来自各领域发表的论文原文或原著，如"国民卫生动向"统计数据；统计中引用的也是最新的数据；论文中引用的是基于生命科学的有证据的数据；尽可能引用原文或笔者基于原文制作的图表。

如上所述，本书构成了健康管理学的一个新体系，将是实现积极老龄化的一个突破口。如果本书能够为广大读者实现健康长寿做出贡献，这将是我们全体编者的荣幸。

最后，感谢各位执笔老师对本书出版所付出的努力，同时感谢对本书给予帮助的森口惠美子女士及全体工作人员。

冈田悦政

目　　录

第 1 章　老化和寿命

1　健康长寿

要实现健康长寿，首先要了解人的寿命和老化。根据现在的研究结果推测人的最长寿命为 120 岁，甚至 122 岁（理论上为 126.4 岁）。下面将详细介绍"寿命是什么""老化是什么""为什么发生老化"等问题。

先介绍老化和寿命的定义。学者积田先生指出：生物体所处的外部环境和生物体固有的生命维持机制相互关联，再加上时间的因素，所谓老化指生物体采取的应对这三维因素作用的一连串反应。也就是说，老化是所有人（有性生殖[①]生物）发生的随着年龄增加而生理功能下降的现象，但老化并不是疾病。寿命是指从出生到死亡的生命周期。

对于老化和寿命有无关联性，看法历来不一。一种看法是在老化的延长线上有个体死亡（寿命结束），或者说老化是寿命的重要影响因子。另一种看法认为寿命是某种特别的机制，是生物物种预先组合好的（如 DNA 上记录的），两者相辅相成，即"老化的开始就是寿命的缩短，老化严重影响寿命长短"。总之，地球上现存的包括人类在内的有性生殖生物随着年龄增长而不断老化，直到个体死亡（寿命结束）。这些生物到达自然个体死亡阶段不会不老化。老化而没有个体死亡的生物不存在。

现在，很多老化研究者致力于研究健康寿命的延长，希望人类的健康寿命能够延长（图 1-1）。图 1-1 中的理想界限是指个体在临终前没有任何身心障碍，理想地寿终正寝，即其是以理想曲线的形式来表现健康长寿的。

鉴于以上情况，本书的目的是利用现在我们掌握的最先进的研究成果来阐述怎样预防老化，如何做到在寿终正寝前使身体处于健康状态，即对"怎样做才能尽量减少影响老化和缩短寿命的相关危险因子（risk）[②]及是否有必要这样做"进

---

① 有性生殖：生物体可分为无性生殖生物和有性生殖生物两种。无性生殖生物是靠细胞分裂来繁衍的，因此可以推测这种生物不存在老化的概念。而包括人类在内的高等生物有雄性和雌性两种不同的性别，两者选择部分遗传因子繁衍个体后代，选择有性繁殖取得进化。其结果是能够获得对环境有适应力的物种，这样就使寿命成为有性生殖特有的现象。

② 危险因子（risk）：是给生物体和人类带来伤害、疾病乃至死亡的因素或原因。一般来说，生物体内会存在很多这样的危险因子，生物体是在保护因子（benefit）与危险因子（risk）之间的平衡中生存的。

行解释。为了实现这一目标，去除威胁健康的因子、促进老化的因子、危险因子及减少危险因子显得十分重要，因此需对上述因子进行解释说明。

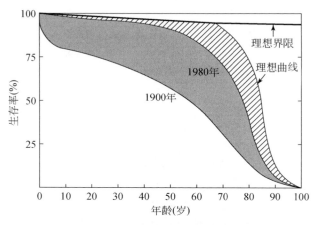

图 1-1　日本全体国民的寿命曲线

斜线区域表示没有固定年限，而是理想界限、理想曲线时的理想生存区域

2　细胞和老化

人类及其他遗传学上的高等生物都是由许多细胞（人类有 37.2 万亿～60 万亿个细胞）组成的，如神经细胞（100μm，国际单位[①]）、平滑肌细胞（20～200μm）、纤维芽细胞[②]（30～50μm）等，通过这些细胞形成了个体的形态。也就是说，细胞是构成个体的最基本的单位。

很多学者认为各个细胞的老化引起了个体的老化。如图 1-2 所示，现在推测动物物种的最长寿命（maximal life span，MLS）和其生物细胞培养时的最长有丝分裂（加倍）回数（population doubling level，PDL）之间有关联，据此才有了如上想法。

因此，我们介绍一下在人类细胞中起核心作用的细胞核、线粒体（图 1-3）及其相关内容。

---

　　① 国际单位：现在国际单位使用公制或米制，是一种十进制进位系统。以 1m 为基准，1m=10^3mm/10^6μm/10^9nm/10^{12}pm。同样也有 1g=10^3mg/10^6μg/10^9ng/10^{12}pg。

　　② 纤维芽细胞：是增殖再生的细胞，当个体受到损伤时，它会起到部分修复的作用。Hayfick 和 Moorehead 提出细胞分化是有限度、有寿命的，之后，细胞老化说得到了确立。

短评 1-1　长生不老

　　长生不老是从秦始皇时期就有的既古老又新鲜的不可实现的梦想，笔者孩童时代也曾有这样的愿望。20 世纪 50 年代后，作为老化研究的一个突破口，人们开始用限制实验动物的热量以抑制老化来延长寿命，并通过这一研究逐渐发现了与控制老化、寿命有关的胰岛素信号转导系统和哺乳动物雷帕霉素靶蛋白（mammalian target of rapamycin，mTOR）信号转导系统及长寿基因群等因子。与此同时，对这些信号转导系统及使基因活性化的研究盛行起来，其结果值得期待，但也仅仅是能够使寿命延长一些，根本意义上的返老还童、延长寿命是不可能的。但是最近发现了两种有望实现返老还童、延长寿命的物质。一个是 GDF11（growth differentiation factor 11），另一个是 NMN（nicotinamide mononucleotide）。据报道，这两种物质有使老人返老还童的效果，能够使长寿基因群活化。也就是说，或许它们是可以令人返老还童、延长寿命的物质，可以减少由行为生活方式不良引起的"生活习惯病"的风险，进而抑制医疗消费增长，或许这两种物质就是人类实现长久以来梦想的良药。

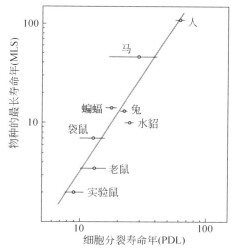

图 1-2　物种的最长寿命（MLS）和其细胞分裂寿命（PDL）的比较

（1）细胞核

　　细胞中有 1 个或几个细胞核（细胞分裂频繁的肝细胞及癌细胞等）起核心作

用，特别是被核膜覆盖的内部有脱氧核糖核酸（DNA①）的细胞核，DNA 和组蛋白一起形成染色体（染色质）。细胞核内的核仁染色体（核小体染色体）在产生核糖核酸（RNA②）时存在（图 1-3）。核仁在蛋白质合成频繁的细胞中比较大。DNA 富含细胞本身的信息就不必说了，癌基因、致病的信息及个体的所有信息（或老化、寿命）都包括在内，尤其是包括最近常提到的在再生医学中起中心作用的干细胞（stem cell）、胚胎干细胞（ES 细胞）（参照第 11 章）的信息，此外还包括至今尚未知晓的信息等。

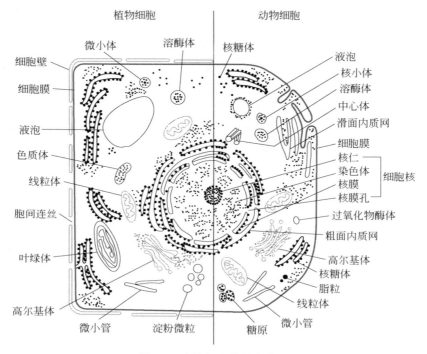

图 1-3 真核细胞的基本构造

根据 DNA 的信息，可能使目前只能在电影上看到的恐龙死而复生，可以检举犯人，可以进行亲子鉴定，并且还可以进行基因诊断、基因治疗、开发新药等，基因含有的信息具有无限的利用价值，蕴含着无限的可能性。也就是说，通过对这些信息的解读利用，也许会实现抑制（预防）老化和延长寿命。这里列举几个

① DNA：脱氧核糖核酸。其基本构造由腺嘌呤、鸟嘌呤、胞嘧啶、胸腺嘧啶 4 种碱基和戊糖（脱氧核糖）及磷酸构成。其中腺嘌呤、鸟嘌呤被称为嘌呤碱，是导致痛风的嘌呤体。为了预防痛风，要避免摄取含有很多嘌呤的食物（动物内脏、鱼贝类）。

② RNA：核糖核酸。其基本构造由腺嘌呤、鸟嘌呤、胞嘧啶、尿嘧啶 4 种碱基和戊糖及磷酸构成。与 DNA 不同的是其含尿嘧啶，有时可作为识别核酸的试剂。

关于老化的学说，如程序说（program）^①、损伤及遗传信息改变说、自由基说、异常蛋白质蓄积说，此外还有很多学说。除程序说以外的学说中涉及的反应都会给生物体造成损伤，结果会引起某种物质蓄积，损害细胞，进而导致细胞死亡、生命体死亡等。另外，有人指出端粒（telomere）^②是影响细胞寿命的结构之一。如图 1-4 所示，每当细胞分裂次数（PD）增加（细胞分裂，寿命也变化），存在于染色体尖端的端粒的长度就会缩短。也就是说，我们可以认为个体的老化就是细胞的老化，而掌管这个细胞寿命的正是端粒。

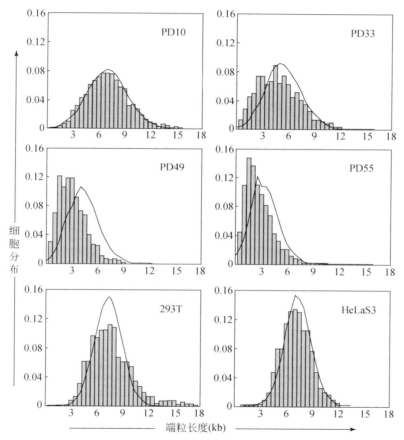

图 1-4　端粒长度（telomere length）和群体细胞分裂次数（PD）的比较

---

① 程序说：这一学说认为 DNA 上有与老化和寿命的相关信息，依据这个信息出现老化发生、老化进行和个体死亡。其代表例子是人类在生长发育过程中手指间皮肤上蹼结构在胚胎发育中消失。

② 端粒：包括人在内的所有哺乳类动物具有的短的碱基序列，其序列是 TTAGGG 这 6 个基本碱基序列的重复。我们知道有维持这个碱基序列的或使其生长的端粒酶的存在。研究者认为此端粒酶能实现长寿。癌细胞中此酶很活跃，是获得细胞永久增殖性的一个因素。

也就是说，可以想象正是这样一种影响细胞寿命的结构，即在染色体末端的一定数量 DNA 的碱基配对在细胞分裂时一部分损坏，最终在这一部分 DNA 的碱基配对消失时，细胞就停止分裂，导致细胞死亡。这种细胞死亡和细胞数量减少的结果直接关系到生物体老化和生物体死亡，这就是老化说。另外，有人指出这种端粒缩短的结构有活性氧存在，因为活性氧的毒性，端粒的 DNA 链会被切断，会较早迎来细胞分裂停止、细胞死亡。

（2）线粒体

线粒体是细胞能量的工场（图 1-5），其在生命诞生后的进化过程中存在于真核细胞的祖先初期细胞中。原核生物状的线粒体被包围在真核细胞里，使真核细胞能充分利用线粒体的能量产生作用，并通过共生关系对真核细胞、真核生物的发展做出贡献。

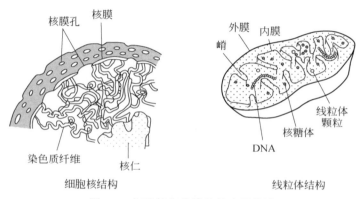

图 1-5　细胞核和线粒体的内部构造

包括人类在内的需氧生物通过呼吸吸入氧气维持生命活动。生物吸入氧气是因为线粒体工作需要，从而人类才能维持正常的生命活动，也就是说生物摄取葡萄糖[①]（通过外部食物等摄取）来生成能量（糖酵解）。一般通过糖酵解生成 2 分子能量物质——ATP（三磷酸腺苷）。但是，包括人类在内的需氧生物通过肺呼吸摄取氧气，氧气通过血液、血红蛋白输送到末梢组织细胞内的线粒体，然后利用线粒体内的酶系统，通过三羧酸（TCA）循环、电子传递系统产生 1 分子的葡萄糖和 36 分子的 ATP，以此来维持真核生物、人类等需氧生物的生命活动。

----

① 葡萄糖：$C_6H_{12}O_6$，分子量 180，是能量生成的基本单糖。其在血液中的值称为血糖值，可用来判断是否患有糖尿病。

此外，氧气还存在着对生物体有害的一面，尤其是被称为活性氧状态的氧分子类型。有人指出这种物质和循环系统疾病、心脏疾病、癌症、老化及寿命有关，这也是一种老化学说（自由基学说）。并且线粒体产生 ATP 时比通常多产生很多活性氧（1%～5%），所以也有学者指出过度运动会促使老化、影响寿命。但是，也有报道散步等轻度运动会增加超氧化物歧化酶（SOD[①]）。

（3）自噬

自噬（autophagy）是细胞质内异常蛋白质的分解过程。日本的大隅良典先生因对自噬的研究于 2016 年获得了诺贝尔奖。当细胞受到侵袭（氨基酸供给不足、异常蛋白质蓄积）时，细胞中的过剩蛋白质、异常蛋白质及磷脂会集聚，开始形成自噬体（autophagosome）的细胞内结构。集聚的磷脂质形成隔离膜的脂质二重膜，一旦其成长起来便形成了小孢子。

包括人类在内的动物细胞可形成自噬体，其和细胞内的自噬溶酶体发生膜融合。在这个融合的自噬溶酶体内部，要分解的蛋白质和蛋白质分解酶发生反应，被氨基酸和缩氨酸分解。所谓自噬体就是上面所述的为了蛋白质分解而形成的一种结构。

（4）细胞内小器官和细胞死亡

包括细胞核、线粒体在内的其他细胞器都是细胞生存所必需的，并有其各自的作用。正因为有这些细胞器存在，细胞才能维持生命活动，才能维持一个生物体。也就是说，如果这些细胞器功能受损，细胞就会停止生命活动，导致细胞死亡、生物体老化及生物体死亡。

实际上，若细胞器发生障碍，细胞就会陷入危险。在细胞凋亡阶段，线粒体自身包含的细胞色素 c（cytochrome，cyt c）会从线粒体向细胞质内溶出，从而诱发细胞死亡（细胞凋亡[②]）（图 1-6）。

---

① SOD：超氧化物歧化酶（superoxide dismutase）。其在生物体中可以除去细胞线粒体里的超氧自由基（superoxide radical）。包括人在内的哺乳动物，在 SOD 的活性中心有 Cu、Zn、Mn。
② 细胞凋亡（apoptosis）：一种细胞程序性死亡（program cell death），是遗传上预定的细胞死亡。如人在胎儿期产生阶段，手的五指之间有蹼状皮肤膜，在发育过程中这个皮肤膜部分自动破坏开始细胞死亡，这个蹼消失，变成 5 根手指。细胞死亡是出于对这种现象的命名，但是现在，在生物体的各个细胞里发生伤害现象时，细胞自身从线粒体释放出细胞色素 c，通过半胱氨酸蛋白酶这种酶系列产生自主细胞死亡，这个现象也称为细胞凋亡。

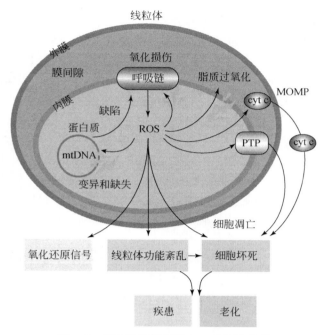

图 1-6　线粒体的细胞凋亡、老化及疾病

3　活性氧

　　当氧在细胞的线粒体中发生作用时会产生活性氧，这种活性氧的发生率随着老化的进程而增加，正如大家所知，正常氧中 1%～5% 会成为活性氧。

　　这些活性氧统称为自由基，其分类见表 1-1。自由基是指分子中存在一个或数个不成对电子（丧失对方只剩下一个的电子），或者在必要的电子轨道上有不成对的电子存在。这种状态下的分子是不稳定的，因此，为了稳定，分子要接受电子或把电子释放到分子外。这个不成对电子有时会给细胞和其中的 DNA 造成损伤或障碍。

表 1-1　自由基与活性氧

基团类型	非基团类型
超氧阴离子（$\cdot O_2^-$）*	过氧化氢（H_2O_2）*
羟基（$\cdot OH$）*	单线态氧（$^1O_2$）*
过氧化氢（$HOO\cdot$）	过氧亚硝酸阴离子（$ONOO^-$）
烷氧基酸（$LO\cdot$）	过氧化脂质（$LOOH$）
烷基过氧化物（$LOO\cdot$）	次氯酸（$HClO$）
一氧化氮（NO）	臭氧（O_3）

*指狭义的活性氧。

表 1-2 为产生自由基的原因、物质和状态等。如表 1-2 所示，从各种物质、状态中产生的自由基对炎症、过敏、动脉硬化、心肌梗死、糖尿病、白内障、癌症等疾病及老化和寿命有影响。因此，生物体有消除、抑制这种自由基的酶（SOD、过氧化氢酶、谷胱甘肽过氧化物酶等），生物体内物质（谷胱甘肽、尿素、胆红素、白蛋白、转铁蛋白等）及从生物体外摄取的物质（维生素 A、维生素 C、维生素 E、多酚类物质等）也具有这种作用。这些物质和食物的作用将在第 11 章介绍。

另外，身体本身会积极产生活性酶、自由基，并控制利用它们。例如，在生物体允许生物体外的异物（微生物、细菌）侵入时，白细胞、巨噬细胞就会攻击（过氧化氢）这些异物，使其死亡。另外，通过控制活性酶浓度控制细胞增殖。有报道如这个浓度过高会完全消灭细胞，而在低浓度活性酶的水平下会促进细胞增殖。

表 1-2　自由基发生原因
主要发生原因
线粒体能量代谢（电子传递系统）
炎症时的白细胞
免疫系统
花生四烯酸代谢
心肌梗死的缺血-再灌流
紫外线
放射线
烟草
抗癌剂
除草剂
压力
柴油车尾气颗粒

参 考 文 献

積田亨. 老化の科学—21 世紀への老化研究をめざして— 現代化学. 1994；増刊 24：3-7.

Allsopp, R. C., Vaziri, H., Patterson, C., Goldstein, S., Younglai, E. V., Futcher, A. B., Greider, C. W., Harley, C. B., Telomere length predicts replicative capacity of human fibroblasts. *Proc Natl Acad Sci USA*. 1992 Nov 1；89（21）：10114-8.

Bianconi, E. L., Piovesan, A., Facchin, F., Beraudi, A., Casadei, R., Frabetti, F., Vitale, L., Pelleri, M. C., Tassani, S., Piva, F., Perez-Amodio, S., Strippoli, P., Canaider, S., An estimation of the number of cells in the human body. *Ann Hum Biol*. 2013 Nov-Dec；40（6）：463-71. doi：10.3109/03014460.2013.807878. Epub 2013 Jul 5.

Boulanger, C. A., Smith, G. H., Reducing mammary cancer risk through premature stem cell senescence. *Oncogene*. 2001 26；20（18）：2264-72.

Cutler, R. G., Antioxidants and aging. *Am J Clin Nutr*. 1991 Jan；53（1 Suppl）：373S-379S.

Eerola, J., Kananen, L., Manninen, K., Hellström, O., Tienari, P. J., Hovatta, I., No Evidence for Shorter Leukocyte Telomere Length in Parkinson's Disease Patients. *J Gerontol A Biol Sci Med Sci*. 2010 Nov；65（11）：1181-84.

Fontaine, K. R., Redden, D. T., Wang, C., Westfall, A. O., Allison, D. B., Years of life lost due to obesity. *JAMA*. 2003 Jan 8；289（2）：187-93.

Ford, J. H., Saturated fatty acid metabolism is key link between cell division, cancer, and senescence in cellular and whole organism aging. *Age (Dordr)*. 2010 Jun；32（2）：231-37.

Harley, C. B., Pollard, J. W., Chamberlain, J. W., Stanners, C. P., Goldstein, S., Protein synthetic errors do not increase during aging of cultured human fibroblasts. *Proc Natl Acad Sci USA.* 1980；77（4）：1885–89.

Harman, D., The free radical theory of aging. *Antioxid Redox Signal.* 2003；5（5）：557–61.

Harman, D., Free radical theory of aging：an update：increasing the functional life span. *Ann N Y Acad Sci.* 2006；1067：10–21.

Hayflick, L., Moorehead, P. S., The serial cultivation of human diploid cell strains. *Exp Cell Res.* 1961 Dec；25：585–621.

Heath, D. F., The redistribution of carbon label by the reactions involved in glycolysis, gluconeogenesis and the tricarboxylic acid cycle in rat liver. *Biochem J.* 1968；110（2）：313–35.

Imai, S., A possibility of nutriceuticals as an anti–aging intervention：activation of sirtuins by promoting mammalian NAD biosynthesis. *Pharmacol Res.* 2010 Jul；62（1）：42–47.

Mark, D. A., Alonso, D. R., Tack–Goldman K, Thaler HT, Tremoli E, Weksler BB, Weksler ME. Effects of nutrition of disease and life span. II. Vascular disease, serum cholesterol, serum thromboxane, and heart–produced prostacyclin in MRL mice. *Am J Pathol.* 1984 Oct；117（1）：125–30.

Masoro, E. J., Overview of caloric restriction and ageing. *Mech Ageing Dev.* 2005 Sep；126（9）：913–22.

Müller M. J., Geisler C., From the past to future：from energy expenditure to energy intake to energy expenditure. *Eur J Clin Nutr.* 2016 Nov 30. doi：10.1038/ejcn.2016.231. Epub ahead of print.

Murphy, A. N., Fiskum, G., Beal, M. F., Mitochondria in neurodegeneration：bioenergetic function in cell life and death. J *Cereb Blood Flow Metab.* 1999；19（3）：231–45.

Northcote, D. H., and Pickett–Heaps, J. D., A function of the golgi apparatus in polysaccharide synthesis and transport in the root–cap cells of wheat. *Biochem J.* 1966；98（1）：159–67.

Pajović, S. B., Radojcić, M. B., Kanazir, D. T., Neuroendocrine and oxidoreductive mechanisms of stress–induced cardiovascular diseases. *Physiol Res.* 2008；57（3）：327–38.

Richter, C., Do mitochondrial DNA fragments promote cancer and aging? *FEBS Lett.* 1988 5：241（1–2）：1–5.

Röhme, D., Evidence for a relationship between longevity of mammalian species and life spans of normal fibroblasts in vitro and erythrocytes in vivo. *Proc Natl Acad Sci U S A.* 1981；78（8）：5009–13.

Ruiz–Torres, A., Beier W., On maximum human life span：interdisciplinary approach about its limits. *Adv Gerontol.* 2005；16：14–20.

Serra, V., von Zglinicki, T., Lorenz, M., Saretzki, G., Extracellular superoxide dismutase is a major antioxidant in human fibroblasts and slows telomere shortening. *J Biol Chem.* 2003 Feb 28；278（9）：6824–30. Epub 2002 Dec 9.

Walker, R. G., Poggioli, T., Katsimpardi, L., Buchanan, S. M., Oh, J., Wattrus, S., Heidecker, B., Fong, Y. W., Rubin, L. L., Ganz, P., Thompson, T. B., Wagers, A. J., Lee, R. T., *Biochemistry and Biology of GDF11 and Myostatin：Similarities, Differences, and Questions for Future Investigation. Circ Res.* 2016 Apr 1；118（7）：1125–41.

オートファジー──ノーベル賞を受賞した大隅栄誉教授の研究とは（http://www.titech.ac.jp/news/2016/036467.html）

第2章 健康状况

1 健康的定义

健康是什么？健康的概念随着时代的背景不同而变化。随着社会生活的复杂化、多样化，个人的健康观也有着各种各样的形式。现在最基本的想法，健康不应是目标，而是一种追求更好生活方式的手段。也就是说，人们追求的目标是生活质量（quality of life，QOL）的提高，健康应作为人们幸福生活的资源来理解。

（1）《世界卫生组织宪章》中健康的定义

在《世界卫生组织宪章》的前言中，健康被定义为"健康指的是人的身体、心理和社会三方面均处于完全良好的状态，不单是指没有疾病或不虚弱"。

其中，身体健康是指躯体的结构完好和功能正常。心理健康又称精神健康，指人的心理处于完好状态，包括正确认识自我、正确认识环境、及时适应环境。正确认识自我指的是既不高估自己、也不低估自己。过高估计自己，过分夸耀自己，过度自信，工作没有弹性，办事不留后路，一旦受挫，易引起心理障碍；反之，过低估计自己，缺乏自尊心、自信心，胆小怕事，缺乏事业的成就感，缺乏责任感等都是心理不健康的表现。正确认识环境指个人要对过去的、现在的及将要发生的一切事件和事物有客观的和一分为二的认识。及时适应环境是指使自己的心理与环境互相协调和平衡，此过程要求人们主动地控制自我、改造环境与适应环境。所谓社会上良好的适应状态，包括三个方面，即每个人的能力应在社会系统内得到充分的发挥；作为健康的个体应有效地扮演与其身份相适应的角色；每个人的行为与社会规范相一致。以健康长寿为目标，从社会层面理解健康这一观点很重要，这是关系到确保人类尊严和生活质量的一个重要观点。

（2）消极的健康观和积极的健康观

健康可以从消极的健康观和积极的健康观两方面定义。消极的健康观即传统的健康观，是指没有疾病和残障。认为疾病与健康是互相排斥的，健康等于无病，无病等于健康。所以，在对人们进行健康测量时，只限于找出其中的患者，所使用的也都是消极的健康指标，如病死率、患病率等。这种健康观是一种剩余模式的健康观。

积极的健康观是指健康是连续的，而不是单纯没有疾病和残障，是躯体、心理和社会三个方面的完好状态。健康不等于没有疾病，没有疾病的健康只是健康的一部分或者还不能算作健康。另外，消极健康观和积极健康观没有清晰的分界线，对这些问题进行探索的目的同样也是为了促进健康。

（3）日本《宪法》第 25 条中健康的定义

日本《宪法》第 25 条第 1 款明确指出，"国家中的任何公民都有权利享有健康的、最低限度的富有文化性的生活的权利"；第 25 条第 2 款强调，"国家有义务改进和提高日本国民的生活质量、社会福利、社会保障及公共卫生服务"。这些被视为国民生存权及国家的责任和义务。

同样，在日本的健康、医疗及福祉等领域实施的各项活动都是为了获得《世界卫生组织宪章》所说的健康，都是依据日本《宪法》第 25 条实施的。在先行研究中，健康管理师与健康受害者直接接触，了解阻碍健康的社会状况，明确产生问题的根本原因，替受害者向社会发出呼吁，并采取适当措施来解决这些问题。健康管理师的活动是依据日本《宪法》第 25 条的规定，是保护本地区居民生存权的活动。

短评 2-1　守护生存权

日本《宪法》第 25 条明确规定了所有国民的生存权及国家的责任和义务。但是，纵观现代社会，因为公害问题及人权问题而损害国民健康，使其遭受痛苦，以及儿童和老人遭受虐待而失去生命等现象比比皆是，这绝对不可以说是生存权受到保障。有各种各样类似的健康课题要解决，同时还有被社会忽视的人们的生存权要守护，因此，需要每个专职人员自觉发挥作用。

从事健康、医疗、福利的专业人员不仅要依法办事，还要去发现身边困苦的人，并且找出解决问题的方案。例如，森永牛奶砷中毒事件就是长时间被社会忽视的一个问题，健康管理师不畏艰难险阻，维护权利，连续进行了 14 年的上访。这个活动的巨大力量撼动了社会，成为守护受害者生存权的典型范例。同样的健康课题现在还有很多，不应视而不见，而是要认真面对，发出自己的声音，在全社会营造守护生存权的良好氛围。

（4）基本卫生保健

基本卫生保健（primary health care）是公共卫生活动的基本理念，于 1978 年在《阿拉木图宣言》中被提出来。1977 年的世界卫生组织（WHO）大会上提出 "到 2000 年实现人人享有健康权"，主张居民健康问题要依靠居民自己的力量综合解决，这已经成为一个战略共识。

　　基本卫生保健的基本活动领域包括：①健康教育；②流行病的预防和控制；③安全的水供给和生活环境；④母子保健和家庭计划；⑤扩大预防接种计划；⑥营养改善；⑦常见病和伤害处理；⑧基本医疗服务的供应。之后追加的活动领域包括：①精神卫生；②牙科保健；③环境保健。这些基本卫生保健被认为是面向发展中国家的公共卫生活动的基本理念。

　　基本卫生保健的活动原则：①地区与居民的广泛参加；②适当科学技术的引进；③地域资源优先利用；④相关领域的合作；⑤现有组织与设施的协调。

（5）健康促进

　　健康促进（health promotion）是 WHO 在 1986 年《渥太华宪章》中提倡的新的健康观念，是 21 世纪的健康战略，它的定义是 "促进人们控制和改善他们自身健康的过程"。《渥太华宪章》内健康促进的概念还提到，"健康是人们每天的生活资源，它不是活着的目的"。也就是说，健康作为实现 QOL 这一目的的手段是有价值的，但是不具有终极价值。人即便有疾病和障碍，但以现在具有的健康资源，每天仍然能生活充实，维持、提高生活品质。

　　各地区的健康管理应以健康促进活动的概念为基础，要大力支持 "养成健康生活习惯""创造健康生活的场所" 等活动，促进各地居民的健康，奔向更健康的生活。在这个过程中，提高地区全体的自助、共助、公助的能力很重要（图 2-1）。

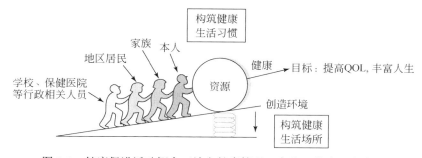

图 2-1　健康促进活动概念（地方健康管理：自助、共助、公助）

（6）"健康日本 21"

　　2000 年开始的 "21 世纪国民健康运动"（即 "健康日本 21"）可作为开展健康促进活动的依据。该活动的目的是减少青壮年死亡，实现健康寿命的延伸及生活质量的提高。这是一个以与健康相关的所有机构、团体等为主，国民一体的健康运动。

日本厚生劳动省对健康寿命的定义如下："没有因为健康上的问题使得日常生活受到限制，能自由生活的时间"。2013 年开始的第 2 次"健康日本 21"的基本方向之一是不仅要延长健康寿命，还要缩小健康差距。在日本国内各都道府县之间进行的健康寿命比较研究显示（2010 年），男性最长（爱知县 71.74 岁）和最短（青森县 68.95 岁）健康寿命相差 2.79 岁，女性最长（静冈县 75.32 岁）和最短（滋贺县 72.37 岁）健康寿命相差 2.95 岁。从中可以看出地区间的健康差距。另外，最近有研究报道，学历、收入、职业阶层等社会经济背景导致了健康的差别。

因此，在日本，由地区和社会经济状况不同而导致的人群间健康差别的问题是亟待研究的课题。为了有理有据地致力于缩小健康差别，今后还要做进一步的研究。

2　健康度

（1）健康和疾病

20 世纪后期，阿隆·安东诺维斯基提出了一个"健康生成论"的想法，给世界健康医疗领域带来了巨大的影响。随着老龄化的到来和疾病结构的变化，以前把健康和疾病截然分开的二分法变为把两者作为连续体来看的观点，即从疾病生成模式转换为健康生成模式。

疾病生成模式是把焦点放在疾病的原因及风险上，并考虑怎样才能消除它。而健康生成模式是把所有人的健康放在健康度上，健康度两端分别是完全健康和死亡，而完全健康和死亡是个连续体。往死亡方向推动的力量经常起作用，人要和这个力量战斗来维持自己的健康。推向死亡一侧的力量中有压力刺激。即使是同样的精神压力，也不是所有的人都会走向死亡（图 2-2）。

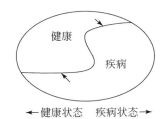

←健康状态　疾病状态→

图 2-2　健康与疾病的共存模式

1）疾病与健康是共存的

患者本身也包含健康成分，而健康人也同时含有疾病的因素，因而绝对的健康是不存在的，而绝对的疾病就意味着死亡。人一旦死去就失去了疾病与健康赖以存在的客体，疾病和健康都将不复存在。

2）疾病与健康是在同一个体中的动态过程

事实上，人的健康状态大多波动于健康与疾病状态之间，是一个动态消长的过程。

3）揭示了人体健康状态的相对性及健康与疾病的辩证关系

它不但对人体健康状态的两种极端情况做了科学的解释，也为健康的测量提供了理论基础。

4）亚健康状态

这是近年来国际医学界提出的新概念，指人的机体虽然无明显的疾病，但呈现活力下降、适应能力不同程度减退的一种生理状态。亚健康状态是介于健康和疾病之间的一种"第三状态"或"灰色状态"，包括衰老、慢性疲劳综合征、神经衰弱和更年期综合征。患者仅感到身体和精神上的不适，如疲劳、烦躁、头痛、胸闷、食欲减退等，经仪器和化验检查却没有任何阳性结果。亚健康状态具有发展成为多种疾病的潜在性，因此，无论是从医学角度还是从预防角度认识亚健康状态都具有积极意义。

5）亚临床状态

又称无症状疾病，疾病过程中不仅机体受损伤，出现紊乱的病理表现，而且还有防御、适应与生理性代偿反应。亚临床状态虽然没有临床症状和体征，但存在着生理性代偿或病理性反应的临床检测证据。例如，无症状性缺血性心脏病患者可以无临床症状和体征，但有心电图改变等诊断依据。

（2）保持健康的能力

1）抗压能力（strength）

人在奔向健康的过程中要发挥各种能力，其中之一就有抗压能力。抗压能力是从疾病模式走向健康模式的过程中产生的概念，主要是在残障者和老年人的社会福利领域发展起来的。另外，致力于疾病预防和促进健康的抗压能力方面的研究也在进行。拉普等认为，所有人都有抗压能力，人能使自己恢复活力，并把自己作为一个人来定义，使自己恢复能力。另外，狭间等学者指出抗压能力的另一层含义是能够产生变化的力量。并且，抗压能力是人与人之间的相互作用，能够实现与满足有品质的生活，是控制力的源泉。

2）自我效能感（self efficacy）

自我效能感是由阿尔巴特·班都拉提倡的概念，是"自己认为这个事可以做"

的自信感。在采取健康行动时，自我效能感高的人会亲自去尝试，付诸行动的可能性很高。

自我效能感是以四个信息源为基础形成的：①自己的"过去成功经验"；②自己看别人做，觉得自己也可以做的"代理经验"；③被别人说"你能行"的"语言说服"；④在实际行动时自己感觉"我能行"等的"实际生理的情绪状态"。

3）健康素养（health literacy）

健康素养是指得到健康和医疗的信息，并对它进行理解、评价及活用的能力。江口指出，为了所希望的健康行动，要提高对健康知识的理解，还要有对信息批判性思考的健康素养。同时，以对象为主体的健康行动的动机很重要。要考虑到双方的平衡，然后进行支持。

4）赋权（empowerment）

WHO 指出，赋权是人、组织、社会团体要获得自己对生活的控制管理的过程。同样，在《渥太华宪章》中，对自己控制管理、改善健康有这样的解释："每个人都能自己管理自己的健康、改善自己的健康"。所以，赋权和健康促进包含同一基本理念。

另外，清水山崎总结了几个研究并指出赋权有"参加—对话—问题意识和同伴意识的提高—行动"这样的过程。从这里可以看出，对健康行动的支持来说，需对象主体积极参加，在和人的对话中意识到自己的问题，提高自己的热情，使之付诸行动，这样做是很重要的。

短评 2-2　生活习惯变化过程中人具有的力量——抗压能力

在预防生活习惯病的健康指导中，不仅要强调数值目标的管理结果，还要把在社会生活中的每个人作为人的整体来看待，从充分利用人的主体性和个别性的角度对其过程进行支持，这一点很重要。立足于每个人的生活方式，使本人的力量（抗压能力）充分发挥，这样的健康指导就可以做到对人的整体性、主体性、个别性的全面理解。在先行研究生活习惯变化的过程中，人的抗压能力的内容已经明确，在健康指导现场，基于健康对象重振自己的抗压能力的指标，开发出由"活用""再构筑""联系""自我理解"这4项因子36个项目构成的压力测量量表。

但是，在健康指导现场，不仅应要求健康对象重振自己的恢复力，也应要求健康指导者理解其抗压能力的内容及特征，在相互交流中结合对象的行动变化是很重要的。健康指导对象和健康管理者双方都应从抗压能力的视角出发，希望通过指导使生活习惯得到改善。

（3）个人的健康度

1）主观健康感

主观健康感是个人健康度评价的内容之一。在 2014 年日本卫生部的健康意识相关调查中，对"您感觉平时自己健康吗"的问题，回答"非常健康"的人占 7.3%，回答"健康"的人占 66.4%，回答"不太健康"的人占 21.7%，回答"不健康"的人占 4.6%（图 2-3）。

依据健康观的判断标准，回答最多的是"没有病"（占 63.8%），然后依次是"吃饭很香"（占 40.6%），"身体结实"（占 40.3%），"睡得好"（占 27.6%），"没有不安、烦恼"（占 19.1%）。

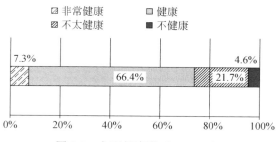

图 2-3　主观健康度（n =5000）

2）压力的评价

根据 WHO 对健康的定义，个人的健康度评价不仅包含身体方面的评价，也应包括心理方面（精神方面）和社会方面的评价。在日本，受《劳动安全卫生法》部分修改的影响，2015 年 12 月 1 日开始施行了压力检查制度（《日本卫生部压力检查制度导入手册》）。所谓压力检查，就是工作人员回答关于压力的问卷，回顾自己的压力状况。对于 50 岁以上的从事工作的人员，一年进行一次义务体检，包括询问压力情况。本制度的目的在于预防从业者的心理失调，以及要劳动者注意到自身的压力，最终使工作环境得到改善。压力检查制度不仅是对个人健康度的把握，也是对团队、组织健康度的把握，也是做到预防的一种战略。

3）客观数据

根据身体测量和健康检查的数值，也可评价个人的健康度。身体测量具体的指标有身高、体重、体重指数（body mass index，BMI）、体脂肪率、腰围等。这些是可以自己控制和改善健康的指标，就是所谓的健康自我管理过程中能够灵活运用的项目。平时生活中的自我监控就是对自己的健康状态进行回顾，以促进改善生活习惯。对个人健康管理的支持并不是健康指导人员单方面的指导，自我管理也是很重要。自我管理的一个工具就是这些数据资料。

BMI 是 WHO 规定的判定肥胖的国际标准。BMI 等于体重（kg）除以身高（m）的平方，它是从身高计算体重比例的一个体格指数。在日本肥胖学会的肥度判定基准中，若 BMI 在 18.5kg/m² 以上，不满 25 岁时为一般体重，25 岁以上则判定为肥胖。代谢综合征的腰围基准是男性 85cm、女性 90cm，这相当于内脏脂肪面积 100cm²。

（4）群体健康度

评价群体健康度的指标有患病率、发病率、就诊率、粗死亡率和年龄别死亡率、标化死亡率、婴儿死亡率、期望寿命和平均寿命、不同死因的死亡率等。

1）患病率（prevalence rate，PR）

患病率又称现患率或流行率，指某特定时间内总人口中某病新旧病例所占比例。患病率=某观察期间一定人群中现患某病的新旧病例数/同期的平均人口数（被观察人数）。

患病率通常用来表示病程较长的慢性病的发生或流行情况。如冠心病、肺结核等。其可为医疗设施规划、估计医院床位周转、卫生设施及人力的需要量、医疗质量的评估和医疗费用的投入等提供科学的依据。

2）发病率（incidence rate，IR）

发病率又称有病率，表示在一定期间内，特定人群中某病新病例出现的频率。发病率（%）=一定期间内特定人群中某病新病例数/同时期暴露人口数×100，观察时间多以年表示。

3）就诊率（consultation rate，CR）

在特定的某一天，所有的医疗机构接受的住院及外来看病的患者数加上在家接受治疗的患者数与 10 万人口的比率。根据调查就诊率，可以掌握医院、诊所的住院情况和外来患者的数量，从而推定全国患者数。

4）粗死亡率（crude death rate，CDR）

CDR 指某地某年平均每千人口中的死亡数，可反映当地居民总的死亡水平。计算公式：CDR（‰）=某地区某时期全部死亡人数/该地区该时期内的平均人口数×1000。

5）年龄别死亡率（age-adjusted death rate）

为了能够在年龄构成不同的地区间进行死亡状况比较而进行年龄构成调整，由此算得的死亡率称年龄别死亡率。

6）标化死亡率（standardized mortality rate，SMR）

标化死亡率是指按标准人口年龄构成计算的死亡率。各年龄组死亡率相差悬殊，婴幼儿死亡率及老年人死亡率远高于青少年死亡率。一个地区或人群的总死亡率水平不仅决定于各年龄组死亡率，而且受人口年龄构成的影响。婴幼儿及老年人比重较高地区（或人群）总死亡率比较高，青壮年比重较高地区（或人群）总死亡率则较低。对同一地区（或人群）而言，即使各年龄组死亡率不变，也可能因婴幼儿及老年人比重上升而使总死亡率升高。比较不同地区（或人群）或不同时期的总死亡率时，为消除人口年龄构成的影响，可以按标准人口年龄构成计算标化死亡率。

7）婴儿死亡率（infant mortality rate，IMR）

婴儿是指出生不满一年的小儿。婴儿死亡率（‰）=年婴儿死亡数/年婴儿出生数×1000。

8）期望寿命（life expectancy，LE）和平均寿命（average life span，ALS）

期望寿命又称"生命期望值"，是对人生命的一种有根据的预测，是指某年龄人的期望寿命的平均值，即某年龄开始到死亡为止的平均存活年限。平均寿命又称平均预期寿命，是指零岁时的平均剩余寿命。它是生命表中的重要内容，是国际上用来评价一个国家人口生存质量和健康水平的重要参考指标之一。

9）死因别死亡率（cause-specific death rate，CSDR）

死因别死亡率表示某年某地每 10 万人口中因某种疾病死亡的人数，它反映各类病伤死亡对居民生命的危害程度，是死因分析的重要指标。死因别死亡率=某年某地某病死亡人数/同年该地平均人口数×100 000。

（5）组织及地区的健康度

随着超高龄化的进展，从工作年龄就开始进行健康维护显得越来越重要。为了延长健康寿命，日本正在推进一个预防及健康管理的新举措——数据健康计划。

数据健康计划是依据健康体检信息等数据分析，在健康领域的 PDCA 循环[①]中有效并高效率实施的一个计划。数据健康计划是为了保持并促进所有加入者健康的一项计划，对所有的健康保险组织要进行诊疗数据分析，进行数据健康计划的制作、公布、实施及评价等。同时，市、街、村也要开展同样的工作。

以数据为基础，对个人、群体、组织、地区的健康进行评价。根据科学研究，有理有据地开展工作，提高此计划的实效性。对国家、都道府县及同规模地区的统计数据进行比较、分析之后，制定符合各个地区的计划，在此基础上开展市、街、村的健康活动。第一期是 2015～2017 年，第二期要对照"特定健康检查实施计划"来重新修改制定。

---

① PDCA 循环：指为不断改善保健事业、反复进行"Plan（计划）—Do（实施）—Check（评价）—Act（改善）"。

短评 2-3　待客之城的"只喝茶运动"

德岛县神山街位于日本四国地区东部，人口为 5681 人（截至 2016 年 11 月 1 日）。神山街 2000～2004 年糖尿病标化死亡是 284 人，在县内的市、街、村中居于高位。于是，街道把预防糖尿病作为健康促进计划的最优先课题。解决问题的关键是从 2006 年开始，居民、地方相关机构等联合推进"只喝茶运动"。

"只喝茶运动"指来客人或集会时只喝茶不加点心，不劝让点心。本街道有四国地区的墓地，从古至今招待的文化根深蒂固，来客或聚会有上甜点的习惯。为使招待方和被招待方都比较容易接受，居民和政府一起进行环境改善，居民提高了糖尿病防治意识，选择糖质少的食品来改变自己的饮食行为。由此，SMR 慢慢下降，2006～2010 年降到 52 人，之后一直保持低位。待客之城的"只喝茶运动"是社区赋权控制的一个案例。

3　国内外的健康状况

（1）人口和老龄化

日本总人口已经进入减少期（表 2-1），由此推算 2050 年总人口要减少到一亿人以下。世界人口排名前十位的国家中，中国和印度人口为十亿人以上，比较突出（表 2-2）。日本总人口中老年人口（65 岁以上）的比例占 26.7%（2015 年），居世界首位。

发达国家老龄化进程在不断发展，同时，在人口增加明显的发展中国家，预计将来老龄化也会急速发展。

表 2-1　日本的人口推移

年份	总人口（千人）	男（千人）	女（千人）
1980	111 940	55 091	56 849
1985	117 060	57 594	59 467
1989	121 049	59 497	61 552
1990	123 611	60 697	62 914
1995	125 570	61 574	63 996
2000	126 926	62 111	64 815
2005	127 768	62 349	65 419
2006*	127 901	62 387	65 514
2007*	128 033	62 424	65 608

续表

年份	总人口（千人）	男（千人）	女（千人）
2008[*]	128 084	62 422	65 662
2009[*]	128 032	62 358	65 674
2010	128 057	62 328	65 730
2011	127 799	62 184	65 615
2012	127 515	62 029	65 486
2013	127 298	61 909	65 388
2014	127 083	61 801	65 282

[*]总人口是根据国情调查及人口动态统计值算出的修正人口。

表 2-2　世界人口（2015 年）

顺序	名称	人口（百万人）
	世界	7349
1	中国	1376
2	印度	1311
3	美国	322
4	印尼	258
5	巴西	208
6	巴基斯坦	189
7	尼日利亚	182
8	孟加拉国	161
9	俄罗斯	143
10	日本	127

资料来源：联合国的《世界人口展望》2015 年修订版。日本人口是根据总务省统计局"国情调查（速报）"得出的。

（2）期望寿命和健康寿命

日本及其他国家的平均寿命都在逐年延长，日本女性寿命居世界第一（图 2-4）。2014 年日本人的平均寿命男性为 80.50 岁、女性为 86.83 岁（表 2-3），健康寿命男女都居世界第一。在《2010 年全球疾病负担》报告数据中，男性健康寿命是 70.6 岁，女性健康寿命是 75.5 岁（表 2-4）。

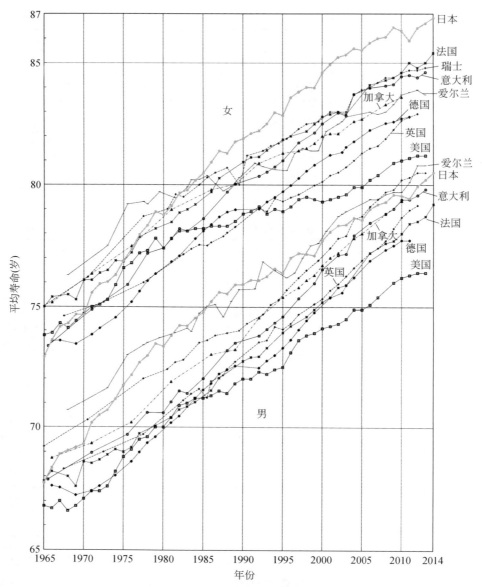

图 2-4 主要国家平均寿命的年代推移

表 2-3 日本人的平均寿命（岁）

年份	男	女
1985	74.78	80.48
1990	75.92	81.90

续表

年份	男	女
1995	76.38	82.85
2000	77.72	84.60
2005	78.56	85.52
2010	79.55	86.30
2012	79.94	86.41
2013	80.21	86.61
2014	80.50	86.83

资料来源：总务省统计局，《世界统计 2016》。

表 2-4　各国的健康寿命

男性		排位	女性	
国名	健康寿命（岁）		国名	健康寿命（岁）
日本	70.6	1	日本	75.5
新加坡	69.6	2	新加坡	73.0
瑞士	69.1	3	瑞士	72.6
西班牙	68.8	4	西班牙	72.6
澳大利亚	68.4	5	澳大利亚	72.4

资料来源：《2010 年全球疾病负担》。

另外，根据 2014 年厚生劳动科学研究费补助金"健康寿命的预测和生活习惯病对策的费用效果研究"的结果显示，日本男性的健康寿命为 70.42 岁，女性的健康寿命为 73.62 岁。

平均寿命和健康寿命的差距意味着日常生活受限制的"非健康期间"，2010年的"非健康期间"男性为 9.13 年，女性为 12.68 年。为了防止地区居民生活质量下降，今后需要致力于健康寿命的延长。

（3）死亡率、死因及致死率

日本的死亡率一直比较低，但到了 1983 年左右，受老龄化的影响，死亡率呈缓慢上升趋势（表 2-5）。2014 年的主要死因：第一位为恶性肿瘤、第二位为心脏疾病、第三位为肺炎（表 2-6）。自杀人口一度超过 3 万人，2014 年为 24 417 人，最近几年在缓慢减少。

在患病者中，死于该疾病的死亡者比例称为致死率。1 类传染病埃博拉出血热的致死率是 50%～90%。另外，2 类传染病的严重急性呼吸综合征（SARS）致死率约为 15%。

但是，致死率根据国家、年龄的不同有很大差异。各国不同年龄群致死率的共同点是老年人的致死率高。

表 2-5　死亡率（‰）随年份推移的国际比较

国家或区域	1975~1980	1980~1985	1985~1990	1990~1995	1995~2000	2000~2005	2005~2010	2010~2015
世界	10.8	10.1	9.5	9.1	8.7	8.4	8.0	7.8
发达国家	9.6	9.7	9.7	10.0	10.3	10.3	10.1	10.0
发展中国家	11.2	10.2	9.4	8.8	8.4	7.9	7.6	7.4
日本	6.2	6.3	6.4	7.0	7.5	7.9	8.9	10.0

表 2-6　主要死因对应的死亡者数

死因	1995 年	2000 年	2005 年	2010 年	2012 年	2013 年	2014 年
总数	922 139	961 653	1 083 796	1 197 012	1 256 359	1 268 436	1 273 004
结核	3 178	2 656	2 296	2 129	2 110	2 087	2 100
恶性肿瘤	263 022	295 484	325 941	353 499	360 963	364 872	368 103
糖尿病	14 225	12 303	13 621	14 422	14 486	13 812	13 669
高血压	8 222	6 063	5 835	6 760	7 261	7 165	6 932
心脏病（高血压除外）	139 206	146 741	173 125	189 360	198 836	196 723	196 926
脑血管疾病	146 552	132 529	132 847	123 461	121 602	118 347	114 207
肺炎	79 629	86 938	107 241	118 888	123 925	122 969	119 650
哮喘	7 253	4 473	3 198	2 065	1 874	1 728	1 550
胃溃疡及十二指肠溃疡	4 314	3 869	3 490	3 233	3 132	2 828	2 795
肝病	17 018	16 079	16 430	16 216	15 980	15 930	15 692
肾衰竭	16 187	17 260	20 528	23 725	25 107	25 101	24 776
衰老	21 493	21 213	26 360	45 342	60 719	69 720	75 389
意外事故	45 323	39 484	39 863	40 732	41 031	39 574	39 029
自杀	21 420	30 251	30 553	29 554	26 433	26 063	24 417

（4）出生率

欧美各国的各年龄组别生育率于 1965 年后都呈下降趋势。但是，生育率（表 2-7）日本人是 1.43‰（2013 年），美国人是 1.88‰（2012 年），英国人是 1.92‰（2012 年），法国人是 1.99‰（2012 年）。

表 2-7 不同年龄组女性的生育率（‰）比较

国家或地区	年份	各年龄组的合计生育率	不同年龄生育率						
			19 岁以下	20～24 岁	25～29 岁	30～34 岁	35～39 岁	40～44 岁	45 岁以上
韩国	2012	1.31	1.8	15.7	76.5	122.6	40.3	5.2	0.2
新加坡	2013	1.35	3.8	20.6	79.6	104.7	51.8	9.2	0.4
德国	2012	1.38	8.0	36.2	78.3	93.9	50.6	8.9	0.4
意大利	2012	1.43	6.4	33.4	73.2	95.3	61.1	15.1	1.1
日本	2013	1.43	4.5	31.2	86.7	100.0	52.2	9.9	0.3
奥地利	2012	1.44	8.6	43.7	87.6	92.7	45.9	8.9	0.5
瑞士	2012	1.53	3.5	30.6	81.8	112.9	64.6	12.5	0.7
中国香港	2011	1.56	3.8	39.6	83.2	102.9	67.8	13.2	0.6
俄罗斯	2011	1.59	25.2	85.1	101.2	68.5	31.8	6.3	0.3
加拿大	2009	1.67	14.1	51.2	100.7	107.0	50.6	9.2	0.4
荷兰	2012	1.71	4.5	34.2	107.7	130.6	56.2	8.9	0.4
丹麦	2012	1.72	4.4	37.5	112.4	124.0	55.6	10.1	0.6
芬兰	2012	1.81	7.6	53.9	111.4	116.6	60.2	12.6	0.7
挪威	2012	1.85	6.0	52.6	117.8	123.7	58.3	10.6	0.6
美国	2012	1.88	29.4	83.1	106.5	97.3	48.3	10.4	0.7
瑞典	2012	1.90	5.3	47.3	112.1	133.2	67.3	13.9	0.8
英国	2012	1.92	19.8	68.5	104.1	113.4	63.2	13.4	0.8
澳大利亚	2012	1.94	16.0	53.3	103.1	126.9	71.6	15.2	0.9
新西兰	2013	1.95	22.1	66.8	101.1	114.2	70.9	15.0	0.8
法国	2012	1.99	9.4	58.2	131.0	127.2	59.1	12.9	0.7

（5）自觉症状率

2013 年的自觉症状率为 312.4‰，按照年龄段区别，年龄越高，自觉症状率越高（表 2-8）。同样，2013 年国民生活基础调查中，无论男女，自觉症状中最多的都是腰痛、肩酸（图 2-5）。

表 2-8 不同性别、年龄的症状率（‰）比较

年龄段	2013 年			2010 年		
	总数	男	女	总数	男	女
总数	312.4	276.8	345.3	322.2	286.8	355.1

续表

年龄段	2013 年			2010 年		
	总数	男	女	总数	男	女
9 岁以下	196.5	204.7	187.9	248.1	252.8	243.2
10～19 岁	176.4	175.2	177.8	203.4	207.3	199.3
20～29 岁	213.2	168.7	257.6	221.9	178.5	264.7
30～39 岁	258.7	214.4	301.4	272.4	225.7	317.1
40～49 岁	281.1	234.3	325.7	292.1	246.0	336.5
50～59 岁	319.5	271.0	365.8	321.3	275.9	364.8
60～69 岁	363.0	338.5	385.5	381.6	350.9	410.1
70～79 岁	474.8	448.0	497.4	484.3	454.9	509.1
80 岁以上	537.5	528.1	542.9	525.1	518.4	528.9
（前述）65 岁以上	466.1	439.9	486.6	471.1	443.7	492.5
75 岁以上	525.5	506.1	538.8	517.5	500.0	529.0

注：有症状者不含入院者，分母的家族成员含入院者；"总数"所含年龄不详。

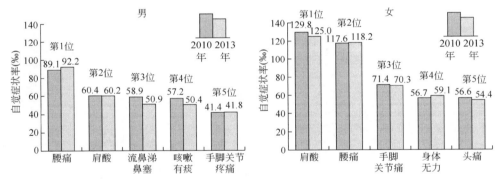

图 2-5 不同性别自觉症状率排名前五位的症状（多项回答）

有症状者不含住院者，分母的家族成员含入院者

（6）需要不同程度护理的主要原因

2000 年 4 月开始实施的《长期护理保险法》于 2005 年 6 月做了修订。该法案更加重视向预防体系的转换。此外，在 2014 年的修订中又强化了地区整体的护理体系[①]，以便使那些在一个地区住惯的人能够继续生活在那里。在这样的情况下，

① 地区整体的护理体系：指为了能长久生活在居住习惯的地区，"医疗、护理""护理、康复""保健、预防"这些专门服务和"住宅"及"生活支援、福利服务"相互联系来支持家庭生活的体系（厚生劳动省地区整体的康复体系）。

各地区的护理预防措施就变得很重要。从需要护理的主要原因看，2013 年占第一位的是脑血管疾病，第二位是老年痴呆，第三位是老年人的衰老。按照需要护理的级别来看，需要帮助的有关节疾病、骨折、跌倒的患者，而脑卒中和老年痴呆患者是需要护理的主要对象（表 2-9）。另外，根据地区不同，需要帮助和需要护理的患者也不同，所以，我们要把握地区特点，在整体区域内开展护理预防工作。

表 2-9　不同程度需要护理者的护理原因［2013 年，单位（%）］

护理程度	第 1 位		第 2 位		第 3 位	
总数	脑血管疾病（脑卒中）	18.5	老年痴呆	15.8	衰老	13.4
要帮助者	关节疾病	20.7	衰老	15.4	骨折、跌倒	14.6
要帮助 1	关节疾病	23.5	衰老	17.3	骨折、跌倒	11.3
要帮助 2	关节疾病	18.2	骨折、跌倒	17.6	脑血管疾病（脑卒中）	14.1
要护理者	脑血管疾病（脑卒中）	21.7	老年痴呆	21.4	衰老	12.6
要护理 1	老年痴呆	22.6	衰老	16.1	脑血管疾病（脑卒中）	13.9
要护理 2	老年痴呆	19.2	脑血管疾病（脑卒中）	18.9	衰老	13.8
要护理 3	老年痴呆	24.8	脑血管疾病（脑卒中）	23.5	衰老	10.2
要护理 4	脑血管疾病（脑卒中）	30.9	老年痴呆	17.3	骨折、跌倒	14.0
要护理 5	脑血管疾病（脑卒中）	34.5	老年痴呆	23.7	衰老	8.7

4　国民健康与营养现状及问题

国民健康与营养调查是以《健康促进法》为依据，查明国民的身体状况、营养摄取量及生活习惯的状况，以此获得基础资料，以促进实现国民整体的健康。

2014 年"国民健康与营养调查"的结果提示，"个人收入不同，生活习惯有不同"和"未参加健康检查的人健康状态还有待于进一步研究"成为两个重点研究问题。收入低的家庭与收入高的家庭相比，有以下特点：谷物类摄取量多，蔬菜类、肉类的摄取量少，习惯性吸烟的比例高，不进行健康体检的比例高，牙齿不满 20 颗的人多等。可见收入不同，则生活习惯有很多差异。不进行健康检查的人比进行健康检查的人吸烟多、运动习惯少、血压高，且女性的肥胖比例也高。

2015 年调查结果的重点是"越是年轻人，营养均衡越有问题""被动吸烟者在餐饮店最高达四成""每天睡眠时间不足 6 小时者比例增加""感觉在本地区彼此相互帮助者比例增加"等。

（1）肥胖症及代谢综合征

据 2015 年的调查，肥胖者（BMI≥25kg/m²）的比例男性为 29.5%，女性为19.2%。从近 10 年来看，男性无变化，女性有所减少。另外，关于代谢综合征，在 2014 年的调查结果中，男性高度怀疑患病者为 24.5%，预备群体为 22.8%，女性高度怀疑患病者为 10.3%，预备群体为 8.3%（图 2-6，图 2-7）。

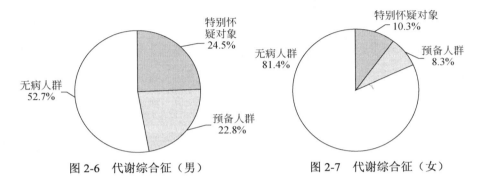

图 2-6　代谢综合征（男）　　　　　图 2-7　代谢综合征（女）

（2）食盐摄入状况

据 2015 年的调查，食盐摄取量平均值为 10.0g。从性别来看男性为 11.0g，女性为 9.2g。从近 10 年看，男女摄入总量都在减少。

（3）蔬菜类摄入状况

根据 2015 年的调查，居民一天的蔬菜类摄取量平均值为 293.6g。从性别来看，男性为 299.4g，女性为 288.7g。从年龄段来看，男女都以 20 多岁的年龄段摄入蔬菜类最少，20 多岁男性的平均值为 257.1g。"健康日本 21"的目标值是一天的蔬菜类摄取量为 350g 以上，达到这个数字者的比例是 22.7%。20 多岁女性一天的蔬菜类摄取量的平均值为 226.8g，350g 以上摄取者的比例是 18.4%。

（4）不吃早饭的情况

据 2015 年的调查，不吃早饭的比例男性为 14.3%，女性为 10.1%。从性别、年龄上来看，男性 30 多岁、女性 20 多岁时的比例最高，分别为 25.6% 和 25.3%。

（5）运动习惯者的比例和运动步数

据 2015 年的调查，运动习惯者的比例男性为 37.8%，女性为 28.3%。从不同年龄段来看，男女都在 20 岁左右，为最低比例。1 天的平均步数：2015 年的调查，男性为 7194 步，女性为 6227 步；2014 年的调查，男性为 7043 步，女性为 6015 步（表 2-10）。

表 2-10　平均步数（步/天）

	2014 年	2015 年
总数	6491	6670
男性	7043	7194
女性	6015	6227

短评 2-4　人生每个阶段围绕饮食的话题

　　在健康管理方面，聚焦人的每个发展阶段的健康课题，终身给予支持是很重要的。现举出人生每个阶段围绕饮食的话题，并分成小组进行讨论。首先从下面的 4 个话题中各选出一个，就选出的各个生活阶段的饮食教育话题，小组成员进行讨论，以此作为小组工作的推进方法：①各自决定是赞成还是反对；②找出理由，在小组内提出意见主张；③使用已经学过的知识，从逻辑上采取主张；④在成员各自意见的基础上进行讨论，拿出小组结论。然后就各话题进行代表组的发表和提问，最后全体共享。

　　人生每个阶段的话题举例：婴幼儿期，关于促进母乳营养的问题；儿童与青春期，关于学校早餐供应的问题；青年期及壮年期，关于健康辅助食品与营养辅助食品问题；老年期，关于辅食问题。

（6）睡眠状况

　　关于 1 天的平均睡眠时间，无论男女，回答 6～7 小时的比例最高。据 2015 年的调查，1 天睡眠时间为 6～7 小时的男性为 33.9%，女性为 34.2%。另外，关于睡眠质量，睡眠不足 6 小时的人感觉白天困倦的比例最高，男性为 44.5%，女性为 48.7%。

（7）饮酒、吸烟状况

　　据 2014 年的调查，饮酒量达到极易患生活习惯病（1 天乙醇摄取量男性为 40g 以上，女性为 20g 以上）的人的比例，男性为 15.8%，女性为 8.8%；2015 年的调查是男性为 13.9%，女性为 8.1%。

　　据 2015 年的调查，现在习惯性吸烟者的比例为 18.2%。从性别上看，男性为 30.1%，女性为 7.9%。从近 10 年看，男女吸烟者总数都在减少，现在习惯性吸烟者中想戒烟者的比例，男性为 26.1%，女性为 33.6%。

（8）健康体检的情况

根据 2014 年的调查，过去一年里没有进行健康体检者的比例男性为 27.8%，女性为 37.1%，从年龄段来看，男性 70 岁以上的比例最高，女性 30 多岁的比例最高。这里所说的健康体检包括健康诊断、健康检查、精密健康检查等，不包括癌症检查、孕妇健康检查、牙齿健康检查。

（9）牙齿口腔健康的状况

据 2014 年的调查，牙齿有 20 颗以上者的比例为 72.8%。牙龈有炎症者的比例为 23.1%。另外，2015 年的调查中，"什么都能吃"的人（40 岁以上）的比例为 75.2%，"慢慢咀嚼吃"的人（20 岁以上）的比例，男性为 47.2%，女性为 58.2%。

参 考 文 献

アントノフスキー，A. 著，山崎喜比古・吉井清子監訳．健康の謎を解く―ストレス対処と健康保持のメカニズム― 有信堂高文社，2001.

井原一成．高齢者の健康増進―日本の公衆衛生における健康増進行政の展開と超高齢社会における専門家― 行動医学研究，2013；19（2）：52-58.

岩本里織・岡本玲子・成瀬和子・山下正・名原壽子．住民の生存権を護る保健師の活動内容研究 四国公衆衛生学会雑誌，2016；61（1）：107-13.

江口泰正．ヘルスリテラシーと健康教育 福田洋・江口泰正編著．ヘルスリテラシー―健康教育の新しいキーワード― 大修館書店，2016.

岡久玲子・多田敏子．生活習慣変容過程における女性のもつストレングス *The Journal of Nursing Investigation*，2014；12（2）：50-59.

岡久玲子・多田敏子．保健指導を受けた成人男性の生活習慣改善過程におけるストレングス 日本地域看護学会誌，2015；17（3）：41-50.

厚生科学審議会地域保健健康増進栄養部会・次期国民健康づくり運動プラン策定専門委員会．健康日本 21（第二次）の推進に関する参考資料，2012：25.

厚生労働省．健康意識に関する調査，2014.

厚生労働省．平成 26 年国民健康・栄養調査結果の概要，2015.

厚生労働省．平成 27 年国民健康・栄養調査結果の概要，2016.

厚生労働省保険局健康保険組合連合会．データヘルス計画作成の手引き，2014.

厚生労働統計協会．国民衛生の動向 2016/2017.

近藤照敏．健康の概念と現状 岡田悦政編著．健康長寿をめざす健康管理学 八千代出版，2011.

佐々木由紀子・福田美紀・東城由紀・近藤直美・加藤千恵子．「お茶だけ運動」で住民と進めた糖尿病対策 四国公衆衛生学会雑誌，2016；61（1）：25.

事件を語りつぐ保健師・養護教諭・ソーシャルワーカーたち編．公害救済のモデル「恒久救済」―森永ひ素ミルク中毒事件から学ぶ― せせらぎ出版，2014.

島内憲夫. ヘルスプロモーションの近未来─健康創造の鍵は？─　日本健康教育学会誌, 2015；23
　　(4)：307-17.
島内憲夫・鈴木美奈子. ヘルスプロモーション─ WHO：バンコク憲章─　垣内出版, 2012.
清水隼一・山崎喜比古. アメリカ地域保健分野のエンパワーメント理論と実践に込められた意味と
　　期待　日本健康教育学会誌, 1997；4 (1)：11-18.
津村智惠子・上野昌江編. 公衆衛生看護概論　公衆衛生看護学. 中央法規出版, 2013.
中山和弘. ヘルスリテラシーとは　福田洋・江口泰正編著. ヘルスリテラシー─健康教育の新しい
　　キーワード─　大修館書店, 2016.
中山貴美子. コミュニティエンパワメント─地域住民が動き出す保健師の支援法─　コミュニティ
　　エンパワメントとは？─コミュニティエンパワメントと保健師活動─　保健師ジャーナル,
　　2006；62 (1)：10-15.
狭間香代子. 社会福祉の援助観─ストレングス視点／社会構成主義／エンパワメント─　筒井書房,
　　2001.
福田吉治・今井博久. 日本における「健康格差」研究の現状　保健医療科学, 2007；56 (2)：56-62.
松本千明. 医療・保健スタッフのための健康行動理論の基礎─生活習慣病を中心に─　医歯薬出版,
　　2007.
山門實. 肥満症の診断─内臓脂肪型肥満の診断と「隠れ肥満」について─　人間ドック, 2013；
　　28：492-99.
山崎喜比古・朝倉隆司編著. 生き方としての健康科学（第 4 版）　有信堂高文社, 2007.
吉田浩二・藤内修二. 保健所の今後の母子保健活動のあり方に関する研究　これからの母子保健活
　　動がめざすもの　平成 6 年度心身障害研究「市町村における母子保健の効率的実施に関する研究」,
　　1995；30-40.
ラップ, C. A., リチャード・J・ゴスチャ, R. J. 著, 田中秀樹監訳　ストレングスモデル─精
　　神障害者のためのケースマネジメント─　金剛出版, 2008.
ローレンス, W., マーシャル, G., クロイター, W. 著, 神馬征峰訳. 実践ヘルスプロモーショ
　　ン PRECEDE-PROCEED モデルによる企画と評価　医学書院, 2005.
Bandura, A., *Self-Efficacy : The Exercise of Control*. Worth Pub, 1997.
Cowger, C. D., Assessing Client Strngths : Clinical Assessment for Client. *Empowerment, Social
　　Work*. 1994 : 39 (3) : 262-68.
Okahisa, R., Tada, T., Development of a Strengths Measurement Scale for the lifestyle
　　transformation process. *The Journal of Medical Investigation*. 2014 : 61 (1, 2) : 84-93.
感染症サーベイランスと対応局 (WHO), 国立感染症研究所 感染症情報センター訳. 重症急性呼
　　吸器症候群 (SARS) の疫学に関する統一見解文書. 2003 (http://idsc.nih.go.jp/disease/sars/
　　update101who.pdf)
感染症情報センター. 疾患別情報　重症急性呼吸器症候群 (SARS) ─ SARS に関する Q & A ─
　　(http://idsc.nih.go.jp/disease/sars/index.html)
厚生科学審議会地域保健健康増進栄養部会・次期国民健康づくり運動プラン策定専門委員会. 健康
　　日本 21（第二次）の推進に関する参考資料, 2012 (http://www.mhlw.go.jp/bunya/kenkou/dl/
　　kenkounippon21_02.pdf)
厚生労働省. 健康日本 21（第二次）国民の健康の増進の総合的な推進を図るための基本的な方針
　　(http://www.mhlw.go.jp/bunya/kenkou/dl/kenkounippon21_01.pdf)
厚生労働省. 厚生労働統計に用いる主な比率および用語の解説 (http://www.mhlw.go.jp/toukei/
　　kaisetu/index-hw.html)
厚生労働省. ストレスチェック制度導入マニュアル (http://www.mhlw.go.jp/bunya/roudoukijun/
　　anzeneisei12/pdf/150709-1.pdf)

厚生労働省．地域包括ケアシステム（http://www.mhlw.go.jp/stf/seisakunitsuite/bunya/hukushi_
  kaigo/kaigo_koureisha/chiiki-houkatsu/）
中央労働災害防止協会．ストレスチェック制度とは（https://www.jisha.or.jp/stress-check/about.
  html）
日本学術会議基礎医学委員会・健康・生活科学委員会合同パブリックヘルス科学分科会．わが国の
  健康の社会格差の現状理解とその改善に向けて，2011（http://www.scj.go.jp/ja/info/kohyo/pdf/
  kohyo-21-t133-7.pdf）
World Health Organization. WHO, The Ottawa Charter for Health Promotion, 1986（http://www.
  who.int/healthpromotion/conferences/previous/ottawa/en/）

第3章 健康维护措施

1 健康维护和预防医学

（1）健康维护与健康促进

生命的各个阶段都需要健康维护，其内容从疾病预防到积极的健康促进，范围很广泛。在实施主体方面，既有个人的健康维护，也有政府的政策支持。另外，不仅有学校、单位的健康维护，而且区域的健康维护也在展开。

关于健康促进，不仅是疾病预防，还包括健康者在内的所有人都要提高健康水平。WHO 在 1986 年渥太华国际会议上发表了促进健康的《渥太华宪章》，其中阐明了所谓健康促进是指人们能够自己管理、自己改善自己的健康过程。因此，健康促进不仅限于保健领域，它还包括健康生活方式的问题，甚至包括保持良好身心状态的问题。

（2）预防医学中的预防思想

预防医学（preventive medicine）是疾病预防涉及的领域。疾病按其发展阶段分为自觉症状期、发病前期、临床疾病期，这被称为疾病自然史。在疾病自然史的各个阶段，要进行一级预防、二级预防、三级预防（图 3-1）。

1）一级预防

一级预防是指自觉症状期预防，目的是改变患者的自觉症状，并且减少和消除危险因子的侵袭感染，以此来预防疾病，防患于未然。具体方法是在生活习惯上积极地保持和促进健康，最终起到预防疾病的目的；在学校和单位普及健康知识，形成良好的生活环境。此外，保健指导、性教育、生活关怀、多媒体的健康教育、特定传染病的预防接种等都属于一级预防。

2）二级预防

二级预防是指疾病的早期发现、早期治疗。疾病能够在没有症状的初期被发现，对阻止病情进展、防止合并症和功能障碍、防止早期死亡是很重要的。癌症、结核病、循环器官疾病的健康体检等都属于二级预防。

3）三级预防

三级预防是防止已经发生的疾病继续恶化加重。为避免留下残疾，临床上要采取对策，进行康复训练使患者早日回归社会。康复训练的目的是最大限度地利用患者残留的能力，使其能最大限度地获得一般社会人能获得的福利。为此，不仅需要医生和护士，还需要理疗师[①]等专门从事医疗和社会福利工作者的共同努力。

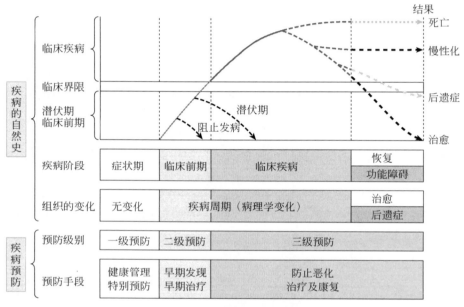

图 3-1　疾病的自然史及预防医学的阶段

2　日本的健康维护对策

（1）健康维护和健康促进

由于医学和医疗技术的进步，以及医疗机构的完备和医师等人力资源的充足，日本人的平均寿命居世界之首。但随着老龄化，需要护理的卧床不起的老人数量也在增加。另外，不仅是老年人，年轻人也有肥胖、高血压、糖尿病等的生活习

---

① 理疗师：指对身体有疾病的人进行治疗体操及其他运动疗法，或者电流刺激、按摩、温热及其他物理手段进行理学疗法的医疗工作者。

惯病及精神压力增加等问题，这些使得财政上的国民医疗费①逐年增加（图 3-2）。

因此，各个年代的人群的健康维护不仅是个人问题，还需要改善周围环境和社会环境，不断开展落实国家及地区政府健康维护的措施和政策。

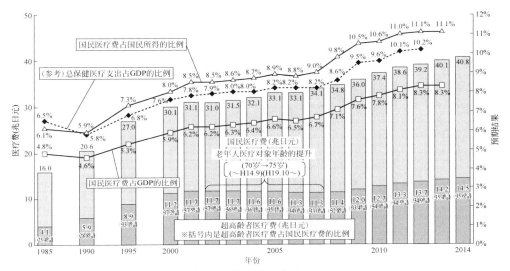

图 3-2　国民医疗费的动向
H14.9 是 70 岁时老年人口占比；H19.10 是 75 岁时老年人口占比

（2）日本健康维护政策的发展史

第二次世界大战后，日本采取了营养改善措施，而疾病预防及积极的健康促进措施则在 1964 年东京奥林匹克运动会掀起促进健康、增强体力的热潮之后，不断得到落实。

1）第一次国民健康维护对策

为了应对真正老龄化社会的到来，维护一个健康有活力的社会，厚生省 1978 年开始了"第一次国民健康维护对策（国民健康维护运动）"。这次国民健康维护运动的意义如下：以往重点放在治疗上，而现在要让保健、医疗、卫生管理部门致力于预防和健康促进，要提高认识，做到自己的健康自己守护，而政府则给予扶持，在各个领域系统地进行健康筛查和保健指导。

另外，作为国际性活动，同年 9 月，WHO 在阿拉木图召开国际会议，并颁布了《阿拉木图宣言》，提出了基本卫生保健的理念，并指出，为了让世界各国人

---

① 国民医疗费：厚生省 1954 年度开始公布，用以推算全体国民 1 年内在保险医疗机关治疗所需要的费用（不含疾病预防和分娩相关费用）。

民到 2000 年能够过上社会的、经济的健康生活，要把重点放在初级保健活动上，并且要发动居民积极参与这个活动。

2）第二次国民健康维护对策

之后，从如何进一步延长日本平均预期寿命的观点和如何有意义地生活 80 年的观点出发，1988 年日本开始实施了"第二次国民健康维护对策（积极 80 健康计划）"，通过改善生活习惯来预防疾病、促进健康的思想得到了发展。

作为其对策，将疾病的早期发现、早期治疗的二级预防做法转变为重点放在预防疾病发生、促进身心健康的一级预防做法，并且把重点放在确立营养、运动、休息三要素均衡的生活习惯上。

（3）"健康日本 21"（2000～2012 年）概述

日本的老龄化进一步发展，作为"第三次国民健康维护对策"，为了延长健康寿命（不是卧床不起、老年痴呆等需要护理的寿命），使国民健壮、充满活力，日本于 2000 年制定了"21 世纪国民健康维护运动（健康日本 21）"。

"健康日本 21"的基本方针是以一级预防为重中之重，为了促进国民健康、预防疾病，从保健医疗角度出发设立重要课题领域，制定具体的数值目标作为保健医疗水平的指标。另外，还导入了达成数值目标活动的评价体系，同时还重视营造环境，使社会全体对致力于健康维护的个人加以重视。

具体包括减少青壮年死亡、延长健康寿命①（能够独自健康地生活）和提高老龄者的生活质量。被选定的涉及国民健康的 9 个领域包括：①饮食生活与营养；②身体活动与运动；③休息与心理健康；④香烟；⑤酒；⑥牙科；⑦糖尿病；⑧循环器官；⑨癌症等。这 9 个领域都提出具体的数字目标，到 2011 年厚生劳动省将其作为最终评价来总结完成情况。

其结果为 9 个领域 59 个项目中达到目标值的有 10 个项目，主要包括对代谢综合征有认识的国民比例的增加，老年人中积极外出的人数增加，80 岁有 20 颗以上牙齿、60 岁有 24 颗以上牙齿的人增加等。另外，"日常生活步数增加""糖尿病合并症减少"等没有达到目标反而恶化的有 9 个项目。

（4）"健康日本 21"（第 2 次）（2013～2022 年）

以日本国民健康现状和"健康日本 21"最终评价所提到的数据为基础，制定"第四次国民健康维护对策"——21 世纪国民健康维护计划（第 2 次）。该计划的执行期是 2013～2022 年，涵盖生活习惯病的预防和心理健康等 5 个部门 53 个项

---

① 健康寿命：平均寿命和健康寿命的差异意味着日常生活中有限的"不健康的期间"。厚生劳动省 2010 年发表平均寿命和健康寿命的差，男性为 9.13 岁，女性为 12.68 岁。

目。作为推进国民健康、延长健康寿命、缩小健康差距①等问题的应对策略，该计划分别指出了基本方向（表3-1、图3-3）。

表 3-1　"健康日本 21"（第 2 次）方向

①延长健康寿命、缩小健康差距

　　预防生活习惯病，过好社会生活，提高和维持身体必要的功能，以实现延长健康寿命，并且要维护良好的社会环境来支持所有家庭的健康生活，缩小健康差距

②预防生活习惯病的发生和彻底防止合并症（预防非感染性疾病）

　　应对癌症、循环系统疾病、糖尿病及慢性阻塞性肺疾病（COPD），推进饮食生活习惯的改善和定期运动的习惯，重点放在一级预防，同时也要特别重视合并症的预防

③为了适应正常社会生活，要维持和提高必要的身心功能

　　以日常生活自理为目标，在各个生命阶段（婴幼儿期、青壮年期、老年期）要采取对策维持和提高身心功能

④守护健康，完善社会环境

　　鉴于个人健康会影响家庭、学校、地区等社会环境，因此，不仅是行政机关，企业、民间团体等也应积极地参与配合，完善综合协调的环境

⑤改善生活习惯（饮食生活、营养、身体活动与运动、休养、心理健康、饮酒、吸烟、牙齿与口腔），改善社会环境

为了实现①～④的基本方向，根据婴幼儿期到老年期的不同生命阶段和性别及社会经济环境差异，充分掌握各个对象群体的特性和需要及健康课题，努力推进生活习惯的改善

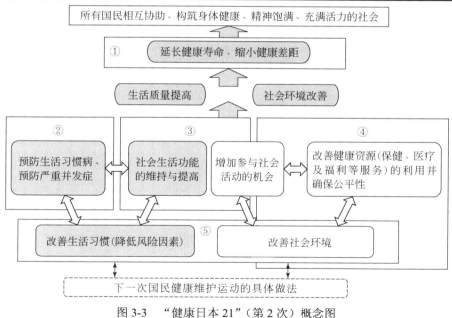

图 3-3　"健康日本 21"（第 2 次）概念图

①～⑤对应表 3-1

---

　　① 健康差距：指地区和社会状况不同造成的群体健康状态差。例如，富裕阶层比贫困阶层平均寿命长，需要护理的风险低。经济差别影响健康差别。

（5）《健康促进法》

日本于 2000 年开始推行"健康日本 21"，同时推行了以维护健康和疾病预防为重点的一些措施。在此期间，人们意识到需要将法律法规进行完善。于是，废除了制定《营养改善法》，2002 年 8 月制定了含有营养改善内容的《健康促进法》，以便更进一步促进国民健康，并于 2003 年开始实施。

伴随着快速的老龄化及疾病谱的变化，国民健康促进的重要性越发明显，国民健康促进的基本措施更加必要，《健康促进法》是在此背景下制定的。

《健康促进法》继承了之前《营养改善法》的内容，但是，其不仅是把目光放在为了预防生活习惯病而改善营养上，还导入了通过饮食、运动、饮酒、吸烟等生活习惯整体的改善来促进健康的概念。因此，该法在内容上做到了以下几点：①综合推进增强国民健康的基本方针的制定；②关于健康检查实施指南的制定；③关于国民健康与营养调查①的实施；④关于防止被动吸烟等做了具体规定（表 3-2）。

表 3-2   《健康促进法》的主要内容

①确定以促进国民健康为基本方针
②制订都道府县及市街村的健康促进计划
③实施国民健康与国民营养调查，设置国民健康与国民营养调查员
④对都道府县及市街村进行营养与保健指导
⑤实施营养指导员制度
⑥特定供餐设施的营养管理
⑦防止公共设施内的被动吸烟
⑧实行特别用途食品的特别标识制度，依据营养标识基准进行营养标识
⑨禁止夸大宣传健康保持、促进的效果

另外，日本于 2006 年对《老人保健法》也进行了全面修订，其是确保老年人获得医疗保障的法律，于 2008 年 4 月开始实施。随之而来的是以前实施的老人保健事务的一部分：肝炎病菌检查、牙周炎检查、骨质疏松检查等，依据《健康促进法》在市街村继续实施。另外，1998 年开始从老年保障事务中分开实施的市街村癌症检查也从 2008 年开始作为《健康促进法》的事务来实施。

---

① 国民健康与营养调查：作为综合性推进国民健康的基本资料，其对国民的身体状况、营养摄取量及生活习惯状况进行调查，每年一次。具体的关于收入和生活习惯等状况、健康检查状况、肥胖和糖尿病及吸烟等基本项目也在调查之列。

短评 3-1　《健康促进法》防止被动吸烟

《健康促进法》第 25 条规定，在学校、医院、公共场所、百货商店、办公室、机关设施及其他多数人利用的设施内，管理者必须努力采取必要措施来防止设施利用者被动吸烟。根据以往的流行病研究，吸烟是肺癌及缺血性心脏病等的危险因素，其不仅对吸烟者本人有影响，对周围的人也有影响。关于被动吸烟的危害，在《健康促进法》制定以前，医生及保健师们就投诉过，但是社会的认识和对策都很不充分。

在《健康促进法》制定后，学校、企业等都在告知公众"由于《健康促进法》的实施……"，并采取全面禁烟和隔离吸烟的措施。吸烟者中对急剧的环境变化感到困惑的也很多。某保健师怀着复杂的心情坦言道："我们持续多年的投诉也没有取得很好效果，而法律一句话就解决了问题。"这说明只有实际的健康问题和维护健康的法律完美结合才能取得好效果。

（6）新健康拓展战略

日本正在急剧老龄化，为构建人人都能健康有活力生活的"阳光活力社会"，其把延长健康寿命作为基本目标，2004 年制订了推进生活习惯病预防及护理预防为支柱的十年战略规划。根据这一战略，将推进生活习惯病预防及护理预防的成果设定一个目标值，希望通过实现这一目标使健康寿命延长两年左右。另外，对国民各个阶层（上班族、女性、老年人）分别开展针对性的对策，并以科学技术为基础，延长健康寿命。

之后，2007 年健康战略进一步得到发展，日本制订了新健康战略。朝着国民健康寿命延长的目标，开展了重视预防、维护健康的国民运动，重新认识家庭的作用，通过地方团体促进创建健康国家。另外，于同年推进新健康战略内容的实施，全国上下一致朝着创立健康国家而努力。日本的中央秘书处、中央政府、文化与科技技术部、卫生部、农林水产部、经济产业部等均制订了"新健康战略行动计划"。

3　健康管理实践

（1）健康管理和疾病预防

健康管理实践在疾病预防的各个阶段（一级预防、二级预防、三级预防）广泛开展。

狭义的健康管理内容有健康的保持与促进、疾病与灾害预防、健康咨询、健康教育、健康诊断、急救措施、疾病管理等。

日本健康管理的模式有结核病的群体筛查、预防及早期发现；建立一个不分地区、学校、职业，国民在哪里都可以检查的体制；采取经济、简便、准确的胸部间接摄影检查的方法来发现没有自觉症状的患者。通过这些措施使得国家结核病病死率大大降低，取得了显著的成果。

（2）集体体检与筛查

群体的健康管理活动之一为健康检查，以早期发现疾病为目的，这相当于二级预防。具体在日本实施的群体健康管理活动有肿瘤和结核检查，以及根据生命的不同阶段，对幼儿、一岁半儿童、三岁儿童、学龄前儿童、成人、老人、孕妇分别进行的健康检查。另外，还有防止职业病和预防公害的健康检查。群体检查的目的是通过一定项目的检查找出疑似患者，即所说的筛查，筛选出哪个数值可以区分正常和异常，把这个数值基准称为筛查基准或分离值。

1951 年，WHO 慢性病预防委员会把筛查定义为"利用迅速可以实施的实验检查等手段来暂时识别无自觉症状的疾病和缺陷"。这样做可以对那些很难发现异常的无自觉症状的筛查对象尽量不造成时间、身体、精神的负担。

并且，筛查本来的目的不是确定诊断，而是以一定的基准来区别异常（阳性）和正常（阴性）。因此，即便有疾病有时会被断定为阴性（假阴性），或者即便没有疾病有时也会被断定为阳性（假阳性）。正如图 3-4 所示，不能如例（a）那样把正常群和异常群用数值明确分成两部分（简单地用 A 值来区分），因为也有如例（b）那样正常值和异常值混在的情况（图 3-4）。

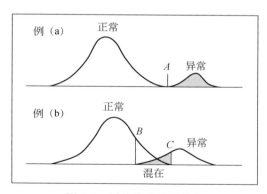

图 3-4　群体检查结果分布

根据筛查结果，必要时还可以进一步做精密检查来确诊。在检查时要考虑到可否群体实施、能否有效做到早期发现、检查的安全性、少花钱多办事等因素，但最重要的是筛查精度要高。

　　评价筛查精度的指标——灵敏度（sensitivity）和特异度（specificity），如表 3-3 所示。灵敏度是有疾病的人检查呈阳性（称为真阳性）的比例，而特异度是没有疾病的人检查无异常而呈阴性（称为真阴性）的比例。另外，在检查中判定为异常的呈阳性反应者中，有疾病者的比例称为阳性反应水平；在被判定为无异常的阴性反应者中，无疾病者的比例称为阴性反应水平。

　　筛查的灵敏度和特异度这两个值都高则表明精度高，但是灵敏度和特异度是一方高起来，则另一方低下去的相互矛盾的关系，两者关系绘成图便形成了接受者操作特征（receiver operating characteristic，ROC）曲线（图 3-5）。在图 3-4 例（b）中，灵敏度是 100% 的话，B 为决定值，相反在正常的人群中出现许多假阳性反应者，结果会降低特异度。同样，特异度是 100% 的话，C 为决定值，相反在异常人群里出现许多假阴性反应者，结果会降低灵敏度。因此，区别阴性和阳性的标准设定在什么位置需要慎重考虑。

表 3-3　筛查精度的相关指标

	有病	无病	合计
阳性	真阳性（a）	假阳性（b）	阳性反应者（$a+b$）
阴性	假阴性（c）	真阴性（d）	阴性反应者（$c+d$）
合计	$a+c$	$b+d$	$a+b+c+d$

注：灵敏度 $=\dfrac{a}{a+c}$；特异度 $=\dfrac{d}{b+d}$；阳性反应水平 $=\dfrac{a}{a+c}$；阴性反应水平 $=\dfrac{d}{b+d}$。

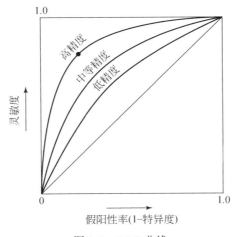

图 3-5　ROC 曲线

（3）特定健康检查和特定健康指导

从 2008 年开始，作为医疗改革的重要一环，预防生活习惯病不仅对确保国民健康很重要，同时也关系到国民医疗费的正当使用。因此，日本于 2008 年 4 月全面修订《老年保健法》，实施了确保老年人获得医疗的法律，对参加医疗保险的 40～74 岁者实施特定健康检查与特定保健指导，这成为国家的责任和义务。对市街村的医疗保险者进行免费检查血压、血糖、脂质、腹围等，以此为基础着眼于预防内脏脂肪综合征[①]，根据检查对象患病的危险度主动积极地进行帮助。

（4）健康教育

健康维护需要有对健康问题的正确知识。并且，根据知识实际采取何种行动也很重要。在实际健康教育中探讨知识的普及，启发和维护健康的推进方法。

健康教育有时也称为卫生教育，是公共卫生活动中重要的因素。另外，在学校，健康教育包含保健学习，因此也被称为保健教育。健康教育的根本是运用正确知识，使每个人的健康维护都富有实效，或者受到加强与促进，从而能够开始维护健康并得到强化。

健康教育的方法之一就是信息共有、自信和强化动机，使对象自发主动地改变以前的生活模式、改变行为。行为改变对维护健康来说是每个人为维持自己的健康所走的必要一步，对象的行为改变过程具有阶段性，这就是阶段模型。表 3-4 显示了指导禁烟这一行为改变的阶段模型。

表 3-4　行动改变的阶段模型

不关心期	吸烟对身体有害，没有意识到是健康问题 ⇒提供知识与信息、指出问题点
关心期	吸烟对身体有害，但不想戒烟 ⇒劝导说服
准备期	开始考虑找机会戒烟 ⇒提供行动方案，设定目标
行动期	开始实际戒烟 ⇒鼓舞奖励付诸行动，完善环境
维持期	坚持戒烟 ⇒解决问题，消除实施过程中的障碍

---

① 内脏脂肪综合征：关于内脏脂肪综合征，日本肥胖学会等 8 个团体共同制定的诊断基准（2005 年）是，除腹部肥胖（男性 85cm 以上，女性 90cm 以上）外，高血糖、脂质异常、高血压这些指标中有 2 项以上者即被视为内脏脂肪综合征。

4　流行病学

（1）流行病学的定义

在开展维护健康、预防疾病的措施时必须依据科学理论。在医疗领域基于循证医学（evidence-based medicine，EBM）已成为普遍现象，其中起重要作用的就是流行病学（epidemiology）。

流行病学被定义为"研究人群疾病分布及发生原因的科学，是探明人群的健康状况和与之相关联的危险因素分布的科学"。总之，医学与流行病学的领域不同，医学是以治疗患者为目的，而流行病学还包括对健康的人群进行疾病和健康的测定与把握，并查明其原因，这是一种预防医学的研究及实用性的理论与方法。

流行病学原本是查明急性传染病的流行机制并研究其对策的科学，所以"流行病"表示传染性疾病。由于预防接种的普及、抗生素的开发及生活环境的改善，现在很多急性传染性疾病的威胁相对减少了。于是流行病学研究的对象随着时代变化变成了结核、性病等慢性传染病，最近又扩展到肿瘤、脑卒中、心脏病等生活习惯病及原因不明的疑难病，确立了生活习惯病流行病学、循环系统疾病流行病学、肿瘤流行病学等领域。

（2）流行病学的研究设计

关于特定的感染因素和疾病的关系，从流行病学角度进行调查的研究方法有许多。流行病学研究的分类体系通常如表 3-5 所示。

表 3-5　流行病学研究的分类

观察研究	描述流行病学 ・横向研究（cross-sectional study） ・生态学研究（ecological study） 分析流行病学 ・病例对照研究（case-control study） ・队列研究（cohort study）
介入研究	临床试验 ・随机对照试验（randomized controlled trial，RCT）

观察研究是对研究对象群体的健康状况、疾病的发生状况、生活习惯等进行观察，以弄清楚疾病的发生原因。介入研究是对研究对象群体进行人为的干预因素操作（治疗、预防、投放营养补助品等），检查疾病的发生和今后的变化进展如何。

短评 3-2　历史中流行病学的贡献

　　1854 年夏，伦敦霍乱大流行。当时，大流行常常扩展到英国全境，死者达数十万。这时，医师约翰·斯诺（1813～1858 年）详细调查了有死者的家庭场所，注意到有一口水井周围患者集中出现（图 3-6）。于是，他推断病因在于大家共同使用的水井，就提出禁止使用这个水井，结果成功预防了霍乱的进一步蔓延。这个事迹被很多流行病学书籍介绍，因为医师约翰·斯诺阻止霍乱进一步蔓延比德国细菌学者罗伯特·科赫（1843～1910 年）发现霍乱弧菌早 30 年。即便是原因不明的症状，通过仔细观察其发生的状况和分布，根据观察数据检验有无发病，由此加以区别，再实施医疗对策，这一点充分显示了现代预防医学中流行病学的巨大作用。

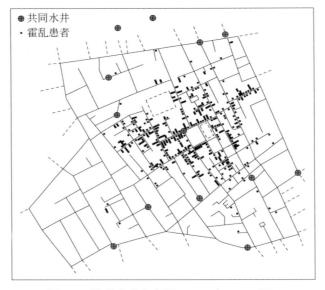

图 3-6　霍乱患者分布图（1854 年 8～9 月）

（3）横向研究和生态学研究

　　横向研究是通过问诊、检查、既往资料等，调查暴露因素和疾病有无同时进行的方法。两者虽然有关联，但有时无法正确评价时间的先后关系。

　　生态学研究是以各种人群（国、都道府县、市街村）为对象，调查其食品的摄取量、消费量的平均值和疾病患病率或死亡率的关联及其相关关系①的一种研究方法。这种调查方法也称为区域相关研究。图 3-7 所示的生态学研究是根据不同国家食盐摄取量和高血压频度的关系进行的分析，结果显示食盐的摄取量越高，患高血压的频度越高。

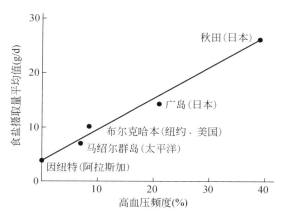

图 3-7　不同地区食盐摄取量和高血压频度的关系

（4）病例对照研究和队列研究

病例对照研究是以患病的人作为病例，将病例和性别、年龄等基本信息相同的未患病者进行对照，并将两个群体过去某些因素的暴露状况进行比较的研究方法（图 3-8）。病例对照研究中，显示某些因素和疾病关联的指标使用比值比（odds ratio，OR）（表 3-6）。比值比是指事件发生的概率（p）和未发生概率（$1-p$）的比 $p/(1-p)$。病例对照研究中，寻求病例群中某些因素的概率（a/c）和对照群中概率（b/d）的比。

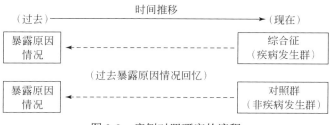

图 3-8　病例对照研究的流程

---

① 相关关系：一方变化时另一方发生怎样的相应变化，其表示两者的关系，关系的强弱表示为相关系数。相关系数值取-1～1，越接近-1（或 1）则负相关（或正相关）关系越强，越接近 0 则相关关系越弱。

表 3-6　筛查的判定结果和指标

	病例群	对照群
有原因	*a*	*b*
无原因	*c*	*d*

注：比值比（OR）的计算式：$\dfrac{综合征的比值比}{对照群的比值比}=\dfrac{(a/c)}{(b/d)}=\dfrac{ad}{bc}$。

队列研究是以健康者为对象，调查开始时有问卷，根据问卷中危险因素的暴露状况进行区分，之后长时间跟踪，比较患病率和死亡率（图 3-9）。

在队列研究中，作为显示因素和疾病关联的指标经常使用的是相对危险（relative risk，RR）、归因危险（attributable risk，AR）、归因危险百分比（attributable risk percent，AR%）。

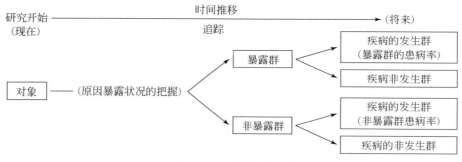

图 3-9　队列研究的流程

相对危险指有暴露因素和无暴露因素两种情况下患病率或死亡率的比，来显示有暴露因素疾病发生的危险。相对风险在能够计算出患病率或死亡率的随机对照试验中也可使用。

$$相对危险=\frac{暴露因素群的患病率}{非暴露因素群的患病率}\qquad(3\text{-}1)$$

归因危险是指有暴露因素和无暴露因素这两种情况下的患病率和死亡率的差，它表示有暴露因素的疾病危险性增加的绝对量。

$$归因危险=暴露因素群的患病率-非暴露因素群的患病率\qquad(3\text{-}2)$$

归因危险百分比是暴露因素群中的患病率或死亡率归因于暴露的部分所占暴露因素群的患病率或死亡率的比例，是暴露因素感染群中绝对危险因素所占的比例。

$$归因危险百分比=\frac{暴露因素群的患病率-非暴露因素群的患病率}{暴露因素群的患病率}\qquad(3\text{-}3)$$

（5）队列研究和病例对照研究的比较

在队列研究中，对未来的死亡率和患病率要进行追踪调查，所以需要耗费时间。另外，病例对照研究要根据现在有没有疾病来划分对象，因而不需要追踪调查。但是，关于过去的某些暴露的信息有不正确的时候，因此有产生回忆偏差（recall bias）的危险，从科学证据水平①看，其比队列研究低。

并且，作为暴露因素效果的指标，在病例对照研究中因为算不出患病率和死亡率而使用近似值的比值比等表示。这两个流行病学研究方法各有长处与短处，具体采用哪种方法，要根据研究所能用的时间、费用、疾病的发生率等综合判断实施。

（6）随机对照试验

随机对照试验是以健康者为对象，通过随机数表将其随意分配到干预群和对照群，之后进行长时间追踪并对患病率和死亡率进行比较（图 3-10）。举个例子，关于某种营养素对疾病的预防效果进行评价时，对介入群将营养素作为辅助剂投放，而对照群投放和辅助剂表面一样的安慰剂。通常不告知试验对象谁是介入者，谁是比较者，并且也不告知和试验者有接触的研究人员。这种方法称为双盲检验法，其目的不仅是为了控制对象所期待的安慰剂效果，也是为了控制实验人员所期待的评价偏差。因此，其研究结果的科学依据水平很高，但是患者的知情同意②（informed consent）等医学伦理方面需要特别注意。

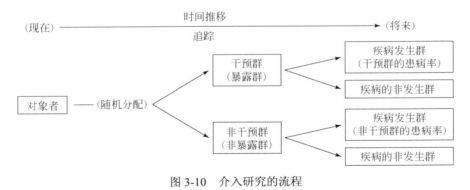

图 3-10　介入研究的流程

---

① 证据水平（evidence level）：在流行病学研究中，即使在研究目的一样，但是结果不同的情况下，哪个研究结果的科学证据更充分，哪个的可靠性就更高。另外，将多个研究成果利用统计技术综合分析，以提高科学证据水平的分析方法，称为 Meta 分析法（Meta analysis）。

② 知情同意：指在医疗现场，医师对患者说明要进行的医疗行为，患者理解并同意。另外，在流行病学研究中，研究的宗旨、个人信息的利用、研究中途患者可以自由退出等也要清楚说明。

5 地方保健

（1）地方保健概述

维持和促进居民的健康和地区的关系很重要。因为健康和疾病与地区的饮食习惯、文化、居民邻里关系及社会联系（社会网）、社会环境有很大的关系。因此，开展地方保健活动时要以维持和促进地方居民的健康为目标，并应结合地方特点（表 3-7）。

表 3-7　地区保健活动

①近邻、村落等小地区：这是地区最小的单位，包括所谓"邻里学会"，通过自治会长或区长开办健康教育课堂和运动教育课堂等活动

②省的保健所辖区、市区、街、村等行政区域：这是由行政单元来提供保健医疗福利的基本单位，行政服务怎样开展很大程度取决于都道府县的省长和市街村领导确定的方向

③上班、上学等生活圈：这是充分反映社会环境的生活场所，从上班、上学到医疗机构就医，涉及范围广泛，含有根据都道府县规划制定的医疗计划的医疗圈

（2）地方保健法

1937 年日本制定了《保健所法》，1938 年设立了厚生省的《保健所法》。保健所是为了强化环境卫生、结核病防治、母子保健，以及承担公共卫生服务而设立的一线行政机构，其是根据都道府县政令和天皇敕令在规定的城市开设的。之后，世界范围内都提倡以地方保健所的形式有组织、有计划、有体系地开展综合保健、疾病预防、早期发现、早期治疗。

1978 年 WHO 在《阿拉木图宣言》中提倡基本卫生保健。同年，日本也提倡"维护国民健康"，设置了市街村保健中心。之后，在少子老龄化和疾病结构变化的背景下，为了给居民提供身边服务，日本于 1994 年全面修改了《保健所法》，制定了《地方保健法》。《地方保健法》规定了国家和地方自治体的责任义务，规定了厚生劳动大臣制定基本方针推进地方保健对策的职责，规定了有关保健所和市街村保健中心的设置事宜。

（3）保健所的业务

保健所是为了综合推进地方保健而设置的行政机构，设置主体为都道府县、

指定城市①、核心城市②及政令所规定的市、特别行政区。《地方保健法》第 6 条及第 7 条规定了保健所开展的业务（表 3-8）。

　　都道府县设置的保健所担负着进行广泛而专业的公共卫生活动的职责。其职责包括住宅、自来水、下水道等的对物保健，还包括疑难病和结核等专业性的对人保健，还包括市街村的健康信息的收集、提供、分析、调查研究等；并且还可以作为医疗机关开设和设施内容变更的申请窗口，也可以承担办理传染病等各类预防法相关的卫生行政方面的手续事宜。最近，除平时的地方保健活动外，保健所还负责大规模灾害发生等紧急情况下的健康危机管理。

表 3-8　《地方保健法》规定的保健所业务

《地方保健法》第 6 条：规划、调整、指导，这些必要的业务包括

①关于普及和提高地方保健思想的有关事项

②关于人口动态统计及其他地方保健统计事项

③关于改善营养及食品卫生事项

④关于住宅、上下水、废弃物处理、清扫及其他环境卫生事项

⑤关于医疗及药业事项

⑥关于保健师事项

⑦关于提高和改进公共医疗事业的事项

⑧关于妇女、婴幼儿及老人的保健事项

⑨关于牙科保健事项

⑩关于精神心理保健事项

⑪关于患未确立治疗方法的疾病等特殊需要长期治疗者的有关事项

⑫关于预防艾滋病、性病、结核病等传染病及其他疾病事项的保健事项

⑬关于卫生试验及检查的事项

⑭其他关于地方居民健康保持及增进的事项

《地方保健法》第 7 条：为谋求地方居民健康的保持与促进的任意业务

①收集、整理并充分利用所辖区域的保健相关信息

②开展所辖区域保健相关的调查研究

③开展牙科疾病及其他厚生劳动大臣所指定疾病的治疗

④开展实验及检查，并允许医师、牙科医生、药剂师及其他人利用实验和检查的相关设施

（4）市街村保健中心的业务

　　在地方需求多样化的情况下，保健所要办理广泛的事项，只靠保健所对地区

---

　　① 指定城市：指人口 50 万以上，依据地方政令法获得国家指定的城市。截至 2016 年，大阪、名古屋、京都等 20 个城市为指定城市。

　　② 核心城市：指人口 20 万以上，依据地方政令法获得国家指定的城市。截至 2016 年，48 个城市为核心城市。

居民提供细致的保健活动变得越发困难。于是，日本在 1978 年开始推进以居民更近的行政区划市街村为单位的市街村保健中心筹备工作，并于 1994 年制定了《地方保健法》。

> **短评 3-3　地方的健康危机管理**
>
> 　　健康危机管理的定义是厚生劳动省在健康危机管理基本指南中规定的，针对医药品、食物中毒、传染病、饮用水及其他原因产生的威胁国民生命和国民健康安全的情况采取行动，开展预防危害健康情况发生、防止危害扩大、及时采取治疗措施等相关工作。
>
> 　　在 1995 年版神大地震和 2011 年东日本大地震中，我们看到了大规模灾害造成的健康危害和新的传染病问题的发生。灾害后立即采取救治救助是理所当然的，之后的健康管理、精神健康疗养、饮食生活的自立及避难所与临时住宅方面的社会信息沟通不畅导致的"孤独死"等问题的应对处理也亟待解决。并且，除灾害以外，国际冲突和国际对立使用的生物化学恐怖袭击等也出现很多健康问题。今后，为了开展新的地方保健，要确保有能够应对这些新的健康问题的健康危机管理体制，确保做好情报提供、收集、分析工作，做好各部门的相互协助配合工作。

　　市街村保健中心由市街村设立和运营，目的是对本地区居民提供健康咨询、健康检查、保健指导及其他与保健相关的必要事宜。另外，具体的活动内容有健康教育、依据《母子保健法》开展健康诊断、保健师和营养师的访问指导、牙科检查、预防接种、肿瘤检查等。另外，2012 年 7 月修改的基本指南提倡市街村保健中心应积极要求保健所提供专业且技术性的支援和协助，同时，还提倡要充分利用地方非政府组织（NPO）、民间团体的社会资本来开展保健事业。

（5）构筑健康城市

　　在开展地方保健活动时，要考虑地方的特点和特殊性，同时也要考虑社会环境、社会资源，做到相关机构和有关人员共享信息，以此来推进构建健康城市。

　　《地方保健法》关于厚生劳动大臣为推进地方保健政策所做的基本指导方针做了规定，之后这个基本指导方针根据社会形势变化做了修订。2012 年 7 月，为了应对近年来地方保健状况的变化及居民多样化、高质量的需求，《地方保健法》对以下事项做了部分修改。

　　1）推进充分利用社会资源的自助和共助。

　　2）推进充分利用地方特性的保健、福祉、健康城市建设。

　　3）推进依据科学发展的地方保健事业等。

现在，作为医疗保险主体的市街村的任务是延长地区居民的健康寿命并促进医疗费用合理化，谋求开展有效果及有效率的地方保健活动。据此，2014 年 6 月，内阁会议制定了日本振兴战略，根据医疗费和健康检查数据科学分析的结果，制定了数据健康计划[①]。因此，需要地方保健机构在充分利用医疗费数据和健康检查数据分析结果的同时，把握地区健康课题和地区特性，按照 PDCA 循环周期（图 3-11）开展保健事业。

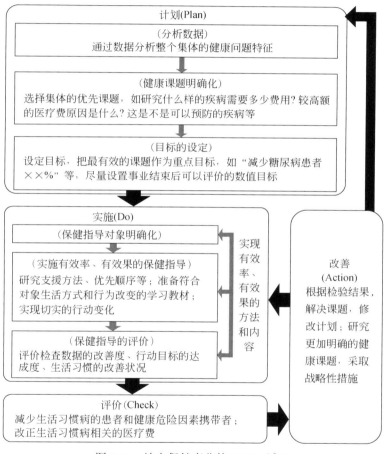

图 3-11　地方保健事业的 PDCA 循环

[①] 数据健康计划：分析处方等数据，对所有的健康保险组织提出促进加入者健康保持计划，要求做到计划制定、公布、实施、评价工作。

（6）医疗保健福利服务

医疗保健福利服务是在医疗上依据《医疗法》和《医师法》等法律提供的物质资源和人力资源开展医疗保险服务。另外，在医疗保健与福利方面也通过法律加以规定，与地方保健相互协调的同时，开展各种服务（图 3-12）。并且，现在的地方保健与福利是在 2014 年修订的《医疗法》和《养老保险法》、2015 年修订的医疗保健制度的基础上开展的地方医疗展望[①]和地方总体疗养体系上构筑的。并且，"健康日本 21"（第 2 次）主导的健康构筑，在支持整个国民生活的社会保障制度上占有不可或缺的地位。

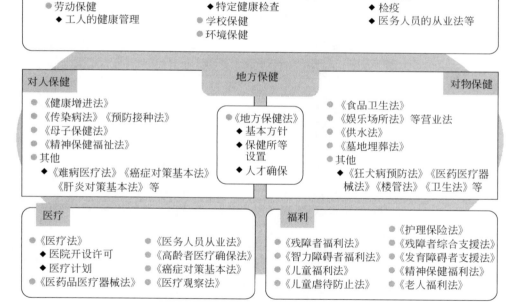

图 3-12　地方保健医疗福利服务

---

① 地方医疗展望：这是都道府县制定的计划之一，根据每个地区的医疗能力现状和老年人将来对医疗的需求等客观数据来进行展望，展示出符合该区域的均衡的医疗需求量。

参 考 文 献

厚生労働省編. 厚生労働白書（平成 28 年版）　2016.

厚生労働省健康局. 標準的な健診・保健指導プログラム【改訂版】，2013.

厚生労働統計協会. 国民衛生の動向 2016／2017，2016.

国民健康保険中央会. 国保・後期高齢者ヘルスサポート事業ガイドライン，2016.

社会保障入門編集委員会. 社会保障入門 2016　中央法規出版，2016.

鈴木庄亮監修. シンプル衛生公衆衛生学 2016　南江堂，2016.

坪野吉孝・久道茂. 栄養疫学　南江堂，2001.

中村好一. 基礎から学ぶ楽しい疫学（第 3 版）　医学書院，2013.

日本疫学会監修. はじめて学ぶやさしい疫学—疫学への招待（改訂第 2 版）—　南江堂，2010.

森山幹夫. 看護関係法令　医学書院，2016.

第 4 章　现代人的疾病

现代人易患的疾病多种多样，现代的生活体系中特有的东西很多。本章主要介绍现代人所具有的疾病，以生活习惯病为主，同时也介绍了关于生活习惯改善和有利于健康管理的最前沿研究成果。此外，以实现积极老龄化为目标，对今后以何种方式来推进健康管理加以解释说明。

1　生活习惯病

生活习惯病是由不良的生活习惯所导致的疾病。这种不良的生活习惯包含偏食、缺乏运动、压力大、吸烟、喝酒等。厚生劳动省把生活习惯病定义为"饮食习惯，运动习惯，休息、吸烟、喝酒等生活习惯与病情发生和进展相关联的疾病群"。生活习惯病主要有癌症、高血压、糖尿病、高脂血症等。生活习惯病本身或者由种种生活习惯导致的癌症、心绞痛/心肌梗死、脑血管等疾病分别占现在日本死因的第一、二、三、四位。因此，生活习惯病和各种生活习惯密切相关，并且这些疾病初期几乎没有症状，等到有症状时已接近末期，因此也被称为"无声杀手"。以前也有人把这些病统称为"成人病"，但"成人病"这个名字给人一种中年以后患病的印象。为了能够改变不良生活习惯，使其逐步改善，同时为了预防此类疾病发生、发展，导入了生活习惯病这一概念。

（1）癌症

癌症占日本人死因的第一位（图 4-1）。其中，男性的癌症病死率（2015 年）排在第一位的是肺癌，第二位是胃癌，第三位是结直肠癌（图 4-2a）；而女性的癌症死亡率排在第一位的是结直肠癌，第二位是肺癌，第三位是胃癌（图 4-2b）。另外，男性癌症患病率（2012 年）排在第一位的是胃癌（图 4-3a），第二位是结直肠癌，第三位是肺癌；女性的癌症患病率（图 4-3b）排在第一位的是乳腺癌；第二位是结直肠癌，第三位是胃癌。另外，男性前列腺癌[①]患病率在欧美（美国排在第一位）上升迅速（从 1995 年到 2015 年其患病率上升为第一位、2012 年排在第四位、2016 年排在第一位）。从死

[①] 前列腺癌：前列腺癌的患病率不仅是在欧美，在日本也急剧增加。笔者团队认为急剧增加的原因有前列腺癌的标志物前列腺特异性抗原（prostate specific antigen，PSA）测定的普及及前列腺癌检查的普及，还有饮食欧美化（蔬菜少肉食多）和人口老龄化。

亡数和患病率的关系来看，现今肺癌的预期不好，乳腺癌和前列腺癌的预期比较好。

短评 4-1（1）　　关于癌症的最新研究结果——饮酒和患癌

　　有报道显示，与乙醇及其代谢物产物有直接接触的消化器官所发生的口腔癌、咽喉癌、食管癌、大肠癌及喉癌的发病率和乙醇饮用量成正比。并且，还查明和乙醇及其代谢物没有直接接触的部位，如乳房、卵巢，其患癌率和乙醇摄取量也有关联。最近，有研究证明了这些癌症的发生和乙醇摄取量呈容量依存性关系，即便饮酒量少，患癌的风险也会上升。因此，可以认为饮酒和各种癌症发生有密切关联，和吸烟一样，饮酒也是要慎重考虑的。

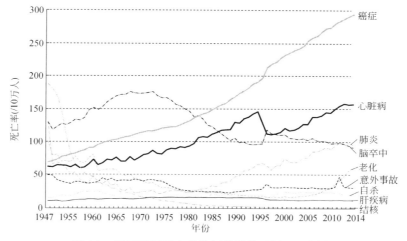

图 4-1　不同死因死亡率的年代推移（每 10 万人）

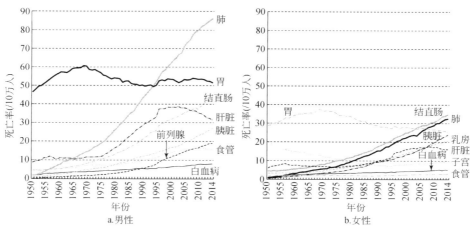

图 4-2　不同部位癌症死亡率的年代推移（每 10 万人）

短评 4-1（2）　　关于癌症的最新研究结果——间接吸烟导致肺癌的危险性

　　关于二手烟和患肺癌风险的关联性研究在欧美各国多有报道。但在日本，二手烟和患肺癌风险的关联性并没有做过统计分析。于是，日本国立肿瘤研究中心的堀芽久美等就二手烟和肺癌的关系进行了论文检索及 Meta 分析。结果显示，成年人在家庭内间接吸烟的肺癌风险有所增加。

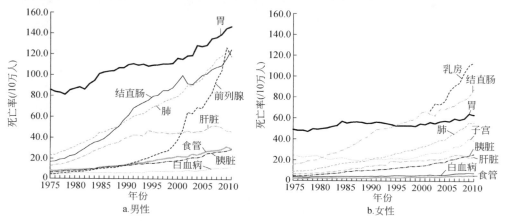

图 4-3　不同部位癌症死亡率的年代推移（每 10 万人，粗死亡率）

（2）心血管病

　　在心血管领域，生活习惯病的典型疾病有缺血性心脏病（心绞痛、心肌梗死）。所谓缺血性心脏病是指心肌缺血、供氧不足。心绞痛是一种心肌处于缺血、缺氧状态的疾病。心肌梗死是指为心脏供血的冠状动脉闭塞，心脏供氧停止，心脏坏死。和欧美各国相比，日本的缺血性心脏病病死率明显较低。缺血性心脏病的危险因素同样为生活习惯病的高血压、高脂血症、糖尿病、吸烟、肥胖、压力等。心绞痛患者有时在上楼梯和坡道时出现劳累后心绞痛的症状，而睡觉时则出现安静心绞痛的症状，典型的症状是前胸部有绞痛感持续数十秒乃至几分钟。心肌梗死比心绞痛疼痛剧烈，特点是持续时间长，有时会突然死亡。另外，其发病在上午 9 点左右和晚上 8 点左右较多。心绞痛的治疗基本是药物疗法，但如果还不能控制心肌缺血，则可以行经皮冠状动脉介入手术[①]（intervention），如果仍不能缓解，还可以做冠状动脉旁路移植术。

---

　　① 介入手术：针对心脏、血管、脑部等疾病，从皮肤开口插入导管（医疗用软导管），其比将变狭窄的血管从内侧加宽进行手术对患者的损伤小。

短评 4-2 关于心血管疾病的最新研究成果——蛋白质摄取与心血管疾病

在日常生活中蛋白质的摄取量很重要。蛋白质有动物性蛋白质和植物性蛋白质。研究表明，植物性蛋白质吃得越多而动物性蛋白质吃得越少，心血管疾病的病死率越低。动物性蛋白质尤其是火腿和香肠等加工的红肉摄取量越少，心血管疾病的死亡率就越低。在日本人的死亡原因中，排在第二位的是心脏疾病。因此，以前也曾经说过，科学上也验证过，尽量少摄取动物性蛋白质，多摄取植物性蛋白质是很重要的。

短评 4-3 关于糖尿病的最新研究结果——糖尿病性视网膜病变的预防

糖尿病的三大合并症之一就是糖尿病性视网膜病变。它是由糖尿病造成的视网膜血管动脉硬化后破裂出血引起的。因此，糖尿病性视网膜病变是糖尿病患者失明的主要原因。最近研究表明，多食用沙丁鱼、青花鱼、鳕科海水鱼、秋刀鱼等富含 ω-3 脂肪酸的鱼会降低糖尿病性视网膜病变的发病率。另外，研究还表明，久坐及不爱运动的糖尿病患者，糖尿病性视网膜病变发病率高。如上所述表明，饮食和运动这些简单的生活习惯的改善可以预防糖尿病性视网膜病变导致的失明。

（3）高血压

高血压指在诊所时血压的收缩压为 140mmHg 以上，或者舒张压为 90mmHg 以上（图 4-4）；在家庭时血压的收缩压为 135mmHg 以上，或者舒张压为 85mmHg 以上。高血压有原因不明的原发性高血压和嗜铬细胞瘤及原发性醛固酮增多症等引起的继发性高血压。90%的高血压是原发性高血压。推测日本约有 4000 万人患有高血压（图 4-5），其中 2000 万人没有接受过治疗。在接受治疗的 2000 万人中，有一半的治疗结果是血压没有得到很好的控制。高血压是生活习惯病的代表病症。在生活习惯中，膳食中盐分多、肥胖、吸烟、运动不足、压力等是相关因素。

（4）糖尿病

糖尿病是由胰岛素作用不足而导致的慢性高血糖状态为主要特征的代谢疾病。糖尿病大致分为 1 型糖尿病、2 型糖尿病、妊娠期糖尿病等，其中，2 型糖尿病占 98%。最近的数据提示，在 50 岁以上的人群中，约 10%为 2 型糖尿病。推测日本糖尿病患者约为 1000 万人，世界糖尿病患者约有 4.5 亿人。另外，日本只有

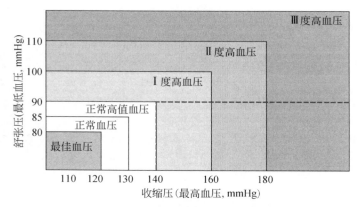

图 4-4　成人血压值的分类

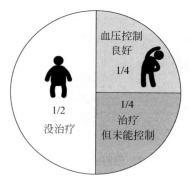

图 4-5　日本高血压的患者数（共约 4000 万）

半数左右的糖尿病患者得到了很好的治疗。糖尿病的三大合并症是导致下肢截肢的神经障碍、导致失明的视网膜病变及其导致肾透析或肾功能不全的肾病。现在，导致肾透析的最大疾病就是糖尿病（图 4-6）。2 型糖尿病和高血压一样，是生活习惯病的代表疾病之一。因此，为了不患 2 型糖尿病，或者即便是患 2 型糖尿病也能稍微控制身体，必须改善生活习惯，尤其是饮食、运动、肥胖、压力等方面，需要细心注意。

（5）肥胖

　　肥胖是指脂肪组织堆积过剩的状态，其和代谢综合征是不同的概念。在日本，根据日本肥胖学会的标准，BMI＜18.5kg/m^2 为低体重，BMI＝22kg/m^2 为正常体重，BMI＝18.5～25kg/m^2 为普通体重，BMI＞25kg/m^2 为肥胖，BMI＝25～30kg/m^2 为肥胖 1 度，BMI＝30～35kg/m^2 为肥胖 2 度，BMI＝35～40kg/m^2 为肥胖 3 度，BMI＞40kg/m^2 为肥胖 4 度。另外，WHO 把 BMI＞30kg/m^2 定义为肥胖。在日本，20 岁

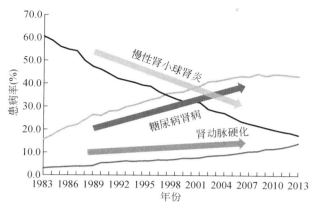

图 4-6   透析患者——各年透析主要原因分析

统计调查结果由日本透析医学会提供，结果的使用、解析及解释

由发表者和作者独自承担，不代表学会的观点

以上人群约 1/4（2700 万人）为肥胖。从性别上看，男性约占 30%，女性约占 20%。另外，BMI 为 22kg/m² 时最不容易得病，而且所需要的医疗费用也最低。反之，BMI＞25kg/m² 时，患生活常见病如高血压、糖尿病、高脂血症的风险则增加一倍，所需医疗费也最高。

肥胖和代谢综合征往往容易混淆，其实两者是不同的病症。日本对代谢综合征的定义如表 4-1 所示，其有"代谢多米诺"之称，意思是虽然有遗传因素这样的背景，但可从坏的生活习惯开始，逐渐发展成为肥胖、代谢综合征及各种生活习惯病，直至死亡。

表 4-1   代谢综合征的诊断标准

项目	标准值
必需项目	
内脏脂肪积蓄：腰围	男性：≥85cm
（内脏脂肪面积 男女都≥100cm²）	女性：≥90cm
非必需项目	
高中性脂血症 和（或）	≥150mg/dl
低密度脂蛋白胆固醇血症	＜40mg/dl
收缩期血压 和（或）	≥130mmHg
舒张期血压	≥85mmHg
空腹时高血糖	≥110mg/dl

注：内脏脂肪积蓄为必需项目，再加上非必需项目中的 2 项及以上。

（6）脑血管障碍

脑血管障碍大体可以分为脑血管栓塞的脑栓塞和脑血管破裂的脑出血、蛛网膜下腔出血。脑血管障碍中大约有 75% 为脑栓塞。这种脑栓塞有心源性脑栓塞和非心源性脑栓塞。心源性脑栓塞是指由心房颤动等原因导致心脏出现的血栓随着血流到达脑，堵塞粗血管，使脑出现大范围障碍，容易导致重症。心源性脑栓塞约占据脑栓塞的 30%，其余 70% 则为非心源性脑栓塞。这种非心源性脑栓塞有动脉粥样硬化性脑栓塞和肺静脉血栓性脑栓塞，分别占 1/2 左右。动脉粥样硬化性脑栓塞是指动脉硬化加剧脑内粗血管内膜破裂，血小板集聚于此，形成血栓堵塞血管造成脑血栓，代表性生活习惯病高血压、糖尿病、高血脂及吸烟等是其主要原因。并且，其往往合并形成心肌缺血性并发症。肺静脉血栓性脑栓塞也是由高血压、糖尿病、高血脂及吸烟等导致脑的毛细血管壁变厚、血流不畅而发作。心源性脑栓塞比非心源性脑栓塞的栓子巢大，容易出现危急重症，所以预后不良。

> **短评 4-4　关于脑血管障碍的最新研究发表——与脑血管障碍相关的因子**
>
> 最新的国际研究显示，与脑血管障碍有巨大关联的危险因子是高血压、糖尿病、心脏病、运动、饮食、吸烟、喝酒、压力等。其中，特别指出脑血管的关联因子是高血压，脑栓塞的关联因子是糖尿病、吸烟。因此，可以认为脑血管障碍和生活习惯病及不良的生活方式密切相关，为了减少脑血管疾病，改善生活习惯很重要。

脑栓塞的前期通常有短暂性脑缺血发作（transient ischemic attack，TIA），其和脑栓塞症状相同（一侧脸和手不能动、麻木，一只眼看不见、复视，不能说话、意识模糊、发音不清等），短时间（10 分钟以内）持续后自然消失，这就是脑栓塞前兆，之后 3 个月内脑栓塞发病的概率为 10%～15%，其中半数在 48 小时以内发病。因此，脑血管障碍是重病，是患者卧床不起的第一位原因，占 30% 左右。另外，脑血管障碍排在日本致死病因的第四位。

（7）呼吸器官疾病

在呼吸器官疾病中，生活习惯病的代表是慢性阻塞性肺疾病（COPD）。COPD 的主要原因是吸烟，此外还有大气污染。直接吸入烟草中的有害物质会使支气管和肺部发生炎症，吸烟 20～40 年后开始发病。健康人的气管内部保持有呼吸用的充足空间，COPD 发病后，由于慢性炎症，气管壁变硬变厚，同时气管内积有黏液，使气管狭窄，产生呼吸困难。COPD 的初期自觉症状是顽固性咳嗽、咳痰，上楼梯时喘不上气。但是因为这些症状常见，往往不能引起人们注意，结果使病情加重。若 COPD 不加以治疗，肺泡会不断破裂，呼吸困难而使日常生活受到影响，甚至使患者卧床不起。伴随着日本老龄化的加剧，吸烟率的升高，可以想象今后 COPD 患病率会不断增加。不管程度轻重，COPD 治疗的前提是要禁烟。另外，COPD 患者大多会变瘦。这是因为正常人呼吸所耗能量通常为 36～72kcal/d，而 COPD 患者为 430～720kcal/d，大约为正常人的 10 倍。和健康人进食同样的量，易造成能量产生不足。消瘦后就容易患传染病，且 COPD 也容易恶化。因此，要比健康人多吃高蛋白、高热量、高维生素的饮食。COPD 治疗使用的基本药物是支气管扩张剂、祛痰剂、甾族化合物药剂（性激素和维生素 D 群）。

2　现代人易患的其他疾病

（1）认知障碍

认知障碍是指机体正常的认知功能因后天的脑障碍持续降低，导致日常生活和社会适应发生障碍的状态。在日本 65 岁以上老龄者中，有近 10%的人被诊断为认知障碍，总人数约 250 万。今后步入老龄化社会，2040 年认知障碍患者预计达 350 多万。认知障碍有阿尔茨海默病、脑血管性痴呆、路易体痴呆等。其中，阿尔茨海默病最多，占痴呆总人数的一半以上。诊断认知障碍的要点是"忘记重要的事情""刚刚经历的事情会忘记"等记忆下降，"语言交流困难""弄不清时间、地点""不能计算""不能用工具""不认识亲人"等认知障碍，"不能像从前一样生活""和周围人产生纠纷"。

阿尔茨海默病的诊断要点：阿尔茨海默病的诊断标准是由 1984 年美国国立神经病学、语言障碍和脑卒中研究所（National Institute of Neurological and Communicative Disorders and Stroke，NINCDS），阿尔茨海默病及相关障碍协会（Alzheimer's Disease and Related Disorders Association，ADRDA）的工作小组，以及 1994 年美国神经医学会依据《精神障碍诊断与统计手册》第四版[*Diagnostic and Statistical Manual of Mental Disorders*（DSM-IV），4th edition]制定完成的，其要点总结如表 4-2 所示。

表 4-2　阿尔茨海默病的诊断要点

①记忆障碍是主要症状
②失去语言、失去行动、失去认知的大脑皮质症状，和实行计划、组织等执行能力障碍
③发病缓慢并不断进展
④与发病前比较，这些症状妨碍社会生活和日常生活
⑤作为认知障碍的原因，阿尔茨海默病之外的认知疾病可以鉴别

（2）抑郁症

抑郁症除遗传因素外，还有人际关系的纠纷、结婚、离婚、妊娠等环境因素，慢性疲劳、脑血管障碍等身体因素，这些因素交织在一起导致发病。因此，从生理特性上看，女性和丧失配偶的社会孤立的老龄者居多。另外，容易患抑郁症的人的性格特征是认真、责任感强、总考虑别人等。在发达国家，抑郁症是能够带来生活障碍最多的疾病，一半以上的自杀行为是因为抑郁症。另外，抑郁症是容易反复发病的慢性病，需要长期持续治疗。抑郁症造成的社会损失约 3 万亿日元。抑郁症常是生活习惯病的并发症。代表性的生活习惯病如糖尿病、高血压、脑血管障碍、心血管疾病等约 20%合并抑郁症。反过来，抑郁症会使生活习惯病预后恶化。

短评 4-5　预防认知障碍，改善生活习惯很重要

最新的研究报告指出健康的生活习惯可以预防或延迟脑萎缩。许多认知症的原因是由于β淀粉样蛋白和 Tau 蛋白的积蓄引起脑神经细胞死亡。于是，Merrill等开始着眼于生活习惯是否直接影响可能导致阿尔茨海默病的脑内异常蛋白质积蓄，他以 40～85 岁的轻度记忆障碍患者为对象，对他们进行 PET（正电子发射断层成像）检查，研究了脑内β淀粉样蛋白质的积蓄和磷酸化 Tau 蛋白质积蓄在神经细胞内的神经原纤维变化。

结果证明，体重适当、身体活动、地中海饮食这些生活习惯因子和脑内β淀粉样蛋白积蓄及神经原纤维变化降低有关。另外，所谓地中海饮食是指水果、蔬菜、豆类、谷物、鱼类丰富，肉和乳制品等的饱和脂肪酸少的饮食生活。在此，我们清楚知道以地中海饮食为代表的健康饮食生活和适当的运动对预防认知症非常重要。

（3）失眠症

失眠症指开始睡眠和维持睡眠存在障碍。失眠症有入睡困难、熟睡困难、中途觉醒、早晨早醒等表现，其中入睡困难者最多。其原因有中枢神经系统疾病、循环系统疾病、呼吸系统疾病等身体疾病，时差错乱、倒夜班等生理学上的不眠，精神上的压力和恐怖经历等心理学上的不眠，抑郁和统合失调症等精神疾病、乙醇和精神治疗药等药理学上的不眠。日本失眠症患者约 700 万，其中服用安眠药的有约 200 万人，男性比女性失眠者多。另外，女性十几岁和 60 岁以上的失眠者多，男性 60 岁以上的失眠者多。60 岁以上的男性约 30%、女性约 40%患有失眠症。

3　积极老龄化

（1）关于积极老龄化的最新研究结果 1——幸福与不幸和寿命

　　幸福与不幸、健康状态、寿命是交织在一起的。"幸福的人长寿，不幸的人寿命会短"，这在科学上是否是事实引起了研究者的讨论。根据研究，幸福与不幸和寿命没有关系。但是，健康状态不好会成为不幸的原因。也就是说，并不是幸福的人寿命会长，不幸的人寿命会短。没有必要觉得自己不幸就灰心丧气，认为寿命会短。

（2）关于积极老龄化的最新研究结果 2——运动的重要性

　　近年，因为工作或看电视，久坐的时间增加了。坐姿和死亡有关系，于是有研究者最近研究了适当的运动能否降低因久坐引起的死亡。结果表明：1 小时的运动能减少久坐引起的死亡。因此，长时间坐着工作或看电影、听音乐是需要适度运动的。前面已经介绍了现代人所具有的主要疾病和日常生活有关的知识，还介绍了一些有特点的研究。为做到尽量不患这些疾病，要积极应对老龄化，现在开始就改变不良的生活方式。今后会不断有新见解来提示我们应该怎样过好每一天。

参 考 文 献

日本高血圧学会. 高血圧治療ガイドライン　日本アクセル・シュプリンガー出版, 1999.

日本内科学会. 日本内科学会雑誌 2005；94：794-809.

Biggs, M. L., Doody, D. R., Trabert, B., Starr, J. R., Chen, C., Schwartz, S. M., Consumption of alcoholic beverages in adolescence and adulthood and risk of testicular germ cell tumor. *Int J Cancer*. 2016；Dec. 1：139（11）：2405-14. doi：10.1002/ijc.30368. Epub 2016 Aug 16.

Cao, Y., Willett, W. C., Rimm, E. B., Stampfer, M. J., Giovannucci, E. L., Light to moderate intake of alcohol, drinking patterns, and risk of cancer：results from two prospective US cohort studies. *BMJ*. 2015；Aug. 18：351：h4238. doi：10.1136/bmj.h4238.

Ekelund, U., Steene-Johannessen, J., Brown, W. J., Fagerland, M. W., Owen, N., Powell, K. E., Bauman, A., Lee, I. M., Lancet Physical Activity Series 2 Executive Committe, Lancet Sedentary Behaviour Working Group, Does physical activity attenuate, or even eliminate, the detrimental association of sitting time with mortality？A harmonised meta-analysis of data from more than 1 million men and women. *Lancet*. 2016；Sep. 24；388（10051）：1302-10. doi：10.1016/S0140-6736（16）30370-1. Erratum in：Lancet. 2016；Sep. 24；388（10051）：e6.

Hori, M., Tanaka, H., Wakai, K., Sasazuki, S., Katanoda, K., Secondhand smoke exposure and risk of lung cancer in Japan：a systematic review and meta-analysis of epidemiologic studies. *Jpn J Clin Oncol*. 2016；Oct 46（10）：942-51. Epub 2016；Aug. 10.

Liu, B., Floud, S., Pirie, K., Green, J., Peto, R., Beral, V., Million Women Study Collaborators. Does happiness itself directly affect mortality ? A prospective UK Million Women Study. *Lancet*. 2016 ; Feb. 27 ; 387 (10021) : 874-81. doi : 10.1016/S0140-6736 (15) 01087-9.

Loprinzi, P. D., Association of Accelerometer-Assessed Sedentary Behavior With Diabetic Retinopathy in the United States. *JAMA Ophthalmol*. 2016 ; 134 (10) : 1197-98. doi : 10.1001/jamaophthalmol. 2016.2400.

Merrill, D. A., Siddarth, P., Raji, C. A., Emerson, N. D., Rueda, F., Ercoli, L. M., Miller, K. J., Lavretsky, H., Harris, L. M., Burggren, A. C., Bookheimer, S. Y., Barrio, J. R., Modifiable Risk Factors and Brain Positron Emission Tomography Measures of Amyloid and Tau in Nondemented Adults with Memory Complaints. *Am J Geriatr Psychiatry*. 2016 ; Sep ; 24 (9) : 729-37.

O'Donnell, M. J., Chin, S. L., Rangarajan, S., Xavier, D., Liu, L., Zhang, H., Rao-Melacini, P., Zhang, X., Pais, P., Agapay, S., Lopez-Jaramillo, P., Damasceno, A., Langhorne, P., McQueen, M. J., Rosengren, A., Dehghan, M., Hankey, G. J., Dans, A. L., Elsayed, A., Avezum, A., Mondo, C., Diener, H. C., Ryglewicz, D., Czlonkowska, A., Pogosova, N., Weimar, C., Iqbal, R., Diaz, R., Yusoff, K., Yusufali, A., Oguz, A., Wang, X., Penaherrera, E., Lanas, F., Ogah, O. S., Ogunniyi, A., Iversen, H. K., Malaga, G., Rumboldt, Z., Oveisgharan, S., Al Hussain, F., Magazi, D., Nilanont, Y., Ferguson, J., Pare, G., Yusuf, S., INTERSTROKE investigators. Global and regional effects of potentially modifiable risk factors associated with acute stroke in 32 countries (INTERSTROKE) : a case-control study. *Lancet*. 2016 ; Aug. 20 ; 388 (10046) : 761-75. doi : 10.1016/S0140-6736 (16) 30506-2.

Sala-Vila, A., Díaz-López, A., Valls-Pedret, C., Cofán, M., García-Layana, A., Lamuela-Raventós, R. M., Castañer, O., Zanon-Moreno, V., Martinez-Gonzalez, M. A., Toledo, E., Basora, J., Salas-Salvadó, J., Corella, D., Gómez-Gracia, E., Fiol, M., Estruch, R., Lapetra, J., Fitó, M., Arós, F., Serra-Majem, L., Pintó, X., Ros, E., Prevención con Dieta Mediterránea (PREDIMED) Investigators, Dietary Marine ω-3 Fatty Acids and Incident Sight-Threatening Retinopathy in Middle-Aged and Older Individuals With Type 2 Diabetes : Prospective Investigation From the PREDIMED Trial. *JAMA Ophthalmol*. 2016 ; Oct. 1 : 134 (10) : 1142-49. doi : 10.1001/jamaophthalmol.2016.2906.

Song, M., Fung, T. T., Hu, F. B., Willett, W. C., Longo, V. D., Chan, A. T., Giovannucci, E. L., Association of Animal and Plant Protein Intake With All-Cause and Cause-Specific Mortality. *JAMA Intern Med*. 2016 ; Oct. 1 : 176 (10) : 1453-63. doi : 10.1001/jamainternmed.2016.4182.

厚生労働省. 平成28年我が国の人口動態（平成26年までの動向）(http://www.mhlw.go.jp/toukei/list/dl/81-1a2.pdf)

日本透析医学会. 図説わが国の慢性透析療法の現況 (http://docs.jsdt.or.jp/overview/)

第 5 章　营养素的功能与健康

　　机体从外界摄取必要的物质，将其消化、吸收、代谢（利用），以维持生命，从外界摄取的各种物质总称为营养素。我们保持健康、维持生命需要多种营养素。各人的营养素需要情况根据年龄、性别、个人的生活及活动强度而不同，并且严格的需求量受个人的吸收率影响。另外，食品含有的营养素经过加工会流失、破坏、变性，于是食品本来的功能就会减少。人生命活动最重要的三大营养素是糖类、脂肪、蛋白质，之外，还要加上少量调节身体的维生素、矿物质，一共是五大营养素。

1　营养素的功能

（1）糖类（碳水化合物）

　　1）糖类的功能

　　在生理学上，糖类可分为人体消化酶能够消化的易消化性糖类和人体不能消化的难消化性糖类。易消化性糖类的主要作用是充当能源，其能产生约 4kcal/g 的能量。难消化性糖类通过肠内细菌发酵分解获得能量，其有效能量为 0～2kcal/g。

　　2）糖类的种类

　　根据糖类聚合度的不同，将糖类分成几类，主要分类如表 5-1 所示。单糖是以单糖为最小单位的聚合体。包括人在内的哺乳类动物不能将糖类加水分解为非淀粉多糖类纤维素的 β 键（1→4），所以只能将其作为食物纤维利用。

表 5-1　糖类的种类

分类	特征	种类
单糖类	通过加水，分解成糖的最小基本单位	葡萄糖、果糖、半乳糖
寡糖类	其单糖是 2～10 个糖苷结合的，根据单糖的数量分为二糖和三糖等	蔗糖、乳糖、麦芽糖
多糖类		
易消化性	其单糖类是多个糖苷结合成的	淀粉、糖原
难消化性	主要作为食物纤维利用（推定有效能量为 0～2kcal/g）	纤维素、半纤维素、果胶、葡甘露聚糖

3）糖原

多余的葡萄糖作为糖原在肝脏、骨骼肌合成和贮藏。因此，能量利用剩余的葡萄糖转换成糖原，从而血糖值下降。糖原的主要化学链在α键（1→4）处结合，其中12～18个葡萄糖单元的侧链键结合，形成多支链网状结构。脑、神经组织、红细胞、肾小管、骨骼肌等只能利用葡萄糖作为能量。但是，在葡萄糖不能作为能量源使用的情况下，酮体（R—CO—R）就会在肝脏被合成，进而供给脑、骨骼肌、心脏、肾脏等，并为它们提供能量。但是，因为肝脏线粒体不能氧化分解酮体，所以其在肝脏不能作为能量源被利用。

4）能量源以外利用的糖

在葡萄糖衍生物（葡萄糖基本化学结构）中，D-氨基葡萄糖作为细胞内成分而存在，而葡糖醛酸包含在骨、软骨、皮肤中。此外，五碳糖的戊糖核糖、脱氧核糖是构成核酸的成分。

5）能量代谢

糖酵解（glycolysis）指在无氧条件下，葡萄糖在细胞质中被分解成丙酮酸或乳酸的过程，之后的过程包含无氧代谢和有氧代谢两种形式。在葡萄糖的6-C位上加磷酸→葡萄糖-6-磷酸→果糖-6-磷酸→三碳糖→磷酸烯醇式丙酮酸→丙酮酸。在无氧条件下，丙酮酸变成乳酸，代谢反应结束。在有氧条件下，糖的氧化分解称为糖的有氧氧化。有氧的状态下产生的丙酮酸在线粒体中变成乙酰CoA，进入三羧酸循环（柠檬酸循环，TCA循环），通过氧化获得能量源——三磷酸腺苷（ATP）。糖类摄取过剩，产生的ATP充足时，糖酵解产生的乙酰CoA进入脂肪酸合成过程，将过剩的糖类作为脂肪储存起来（图5-1）。

a. 维生素B₁的作用　维生素B₁又称硫胺素或抗脚气病维生素，为了使糖类代谢最终产生ATP，需要维生素B₁。维生素B₁摄入体内后被磷酸化，大部分以硫胺素焦磷酸的形式作为糖类代谢酶的辅酶起作用。硫胺素焦磷酸与丙酮酸的脱羧反应及TCA循环内α-酮戊二酸的脱羧反应有关系，并且，其作为转酮醇酶的辅酶在戊糖磷酸途径的糖代谢和核酸代谢中发生作用。

b. 从脂肪、糖原性氨基酸中获得ATP的路径　前面对从葡萄糖获取能量源ATP的路径做了叙述，从脂肪、糖原性氨基酸中也可获得能量源ATP。关于脂肪，在后文还要叙述，其能分解成甘油和脂肪酸。脂肪酸被β氧化[1]，生成乙酰CoA。此乙酰CoA进入TCA循环获得ATP。在糖原性氨基酸[2]存在的情况下，丙氨酸、胱氨酸、甘氨酸、羟脯氨酸、丝氨酸、苏氨酸经过丙酮酸循环进入糖

---

[1] β氧化：指从长链脂肪酸羧基末端开始依次氧化断开乙酰CoA单位。
[2] 糖原性氨基酸：是被糖异生利用的氨基酸。丙氨酸↔丙酮酸、天冬氨酸↔草（酰）乙酸、谷氨酸↔α-氧基谷氨酸这样相互变换，通过糖异生路径提供葡萄糖。

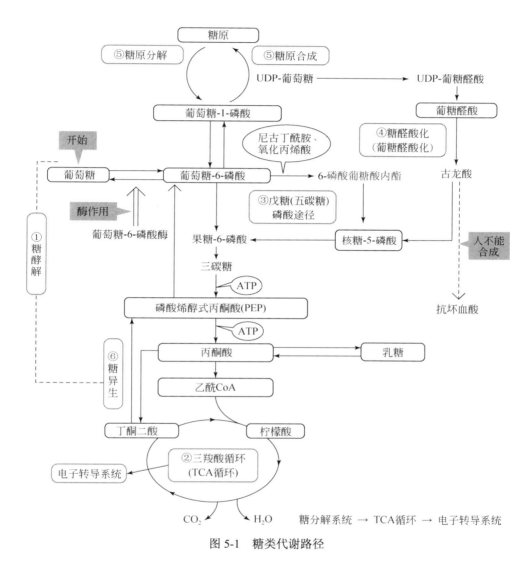

图 5-1　糖类代谢路径

异生途径，精氨酸、组氨酸、谷氨酸经过α-酮戊二酸，再经过甲硫氨酸、缬氨酸、丁二酰 CoA 进入糖异生途径。所谓糖异生是指在空腹血糖供应不足的情况下，从血糖以外的甘油、氨基酸等合成葡萄糖，其对饥饿状态下维持葡萄糖非常重要（图 5-2）。

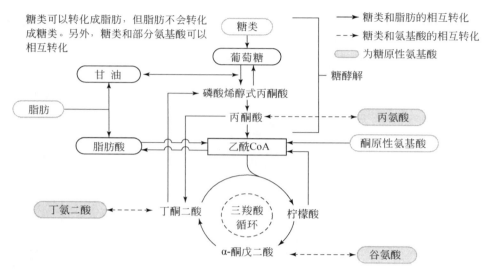

图 5-2 糖类、脂肪、氨基酸的相互转化

短评 5-1 反式脂肪酸

　　你知道含有反式脂肪酸的食品吗？你在什么地方听到或看到过有关奶油、酥油、低脂肪及人造黄油等的相关知识？不出意外，你会想起奶油、巧克力、面包等西式点心，或快餐食品、蛋黄酱、奶酪、奶油面包等点心。此外，还会想起汉堡、比萨等西餐食品。根据食品安全委员会的调查结果，反式脂肪酸摄取量的能量比，无论男女，都是年龄越小越高，而 20～50 岁的人群中女性的摄取量偏高（2003～2007 年的推算结果）。但是，因为日本目前的反式脂肪酸摄取量远低于WHO 的推荐标准，所以没有进行义务限制和标识反式脂肪酸的含有量。但是，如果您喜欢吃西式点心、自助餐中的甜食等，无论男女都应该注意一些。

（2）脂肪

　　脂肪主要分为中性脂肪，磷脂、糖脂、脂蛋白等结合态的脂肪，以及类固醇、脂肪酸等脂肪。

　　1）脂肪的功能

　　脂肪是能产生大约 9kcal/g 能量的基质，也是细胞膜、性激素、生理活性物质的构成成分。食品中脂肪的主要成分是三酰甘油，其由 1 分子的甘油与 3 分子的脂肪酸通过酯键化合而成。

　　2）脂肪酸

　　脂肪酸是脂肪的构成成分，长链碳氢化合物的一端有羧基，其主要种类达数十种，并且具有双亲水性①（一个分子内既有亲水基又有疏水基）。脂肪酸含有没有双键的饱和脂肪酸、具有一个双键的单不饱和脂肪酸及有两个或两个以上双键的多不饱和脂肪酸。在多不饱和脂肪酸中，ω-3 族有甲基末端 3C-位的第一个双键，如α-亚麻酸、二十碳五烯酸（EPA）、二十二碳六烯酸（DHA）等。ω-6 族有甲基末端 6C-位的第一个双键，如亚油酸、γ-亚麻酸、花生四烯酸等。亚油酸和α-亚麻酸是一种在体内不能生物合成的脂肪酸，花生四烯酸的体内合成量不足，它们被称为必需脂肪酸，要从食品中摄取。广义上讲，必需脂肪酸有时也包含 EPA、DHA，包括人类在内的哺乳动物不能生物合成必需脂肪酸，因为它们不能在亚油酸、α-亚麻酸末端的甲基第 6 位和第 7 位碳之间导入双键。另外，花生四烯酸通过几个阶段从亚油酸中被合成，但合成量不足，所以花生四烯酸也是必需脂肪酸。

3）反式脂肪酸

不饱和脂肪酸比例高的油脂熔点低，常温下是液体。不饱和脂肪酸双键的一部分通过附加氢而减少双键数，从而具有饱和脂肪酸的性质，把它变成固体或半固体油脂的过程称为硬化处理。这种人工加工出来的油脂称为硬化油。通过此种处理增加油脂的氧化稳定性，可将其作为黄油、酥油、食用油脂等的原料使用。但是，不是所有的双键都能饱和化，其中一部分从顺式双键变为反式双键，从而产生反式脂肪酸。另外，在制作菜籽油、大豆油等食用植物油的过程中，脱臭要在 200℃或更高的温度下做处理，这时也会生成反式脂肪酸，所以食用植物油会摄入少量反式脂肪酸。在自然界里，牛等反刍类动物的胃会通过微生物作用生成反式脂肪酸，所以其肉类、乳脂肪中会有少量反式脂肪酸。近年来，有人提出反式脂肪酸可能会成为冠状动脉疾病的危险因素，同时也和肥胖及过敏性疾病有关，所以希望人们不要过度摄取。

4）胆固醇

胆固醇用于合成生物膜、胆汁酸及类固醇激素等。胆固醇大部分在肝脏中合成，它更多地来自于生物合成而不是饮食。体重 50kg 的人一天可产生胆固醇 600～650mg。来自饮食的胆固醇（200～400mg/d）仅是肝脏生物合成的 1/7～1/3。体内胆固醇的合成量通过反馈机制保持恒定，当来自饮食的胆固醇量增多时，肝脏合成的胆固醇量就减少，反之，来自饮食的胆固醇量减少时，肝脏合成的胆固醇量就增多。因此，来自饮食的胆固醇量不能直接反映血液中的胆固醇量。但是血液中胆固醇增多会使患动脉硬化、心脏病、癌症等的风险增加，也和其他各种疾病有关系，因此，不宜过度摄取。血中大约 70%的胆固醇以酯的形式存在（与脂肪酸结合），其余 30%以游离形式存在。

脂蛋白的特征：脂蛋白包括含有胆固醇的球状粒子乳糜粒、极低密度脂蛋白

---

① 双亲水性：指一个分子内同时具有亲水性比较大的"亲水基"和亲水性较小的"疏水基"两方面的性质。

（VLDL）、低密度脂蛋白（LDL）、高密度脂蛋白（HDL）等，其密度各有不同。乳糜粒和 VLDL 含有高比例的脂质和低比例的蛋白质。与此相比，LDL 和 HDL 含有较少的脂质和更多的蛋白质（表 5-2）。

表 5-2 脂蛋白的主要种类

种类	密度（g/ml）	中性脂肪（%）	胆固醇（%）	蛋白质（%）
乳糜粒	<0.95	85	5	2
VLDL	0.95～1.006	56	15	10
LDL	1.006～1.063	10	60	25
HDL	1.0063～1.21	1～5	20	50

HDL 具有将胆固醇从外周组织运送到肝脏的功能，可减少动脉硬化的风险。另外，VLDL、LDL 会将肝脏生产的胆固醇搬运到外周组织，当其过量时，就会有各种疾病风险。增加 HDL 的生活方式是食用多不饱和脂肪酸并做轻微有氧运动。

（3）蛋白质

1）蛋白质的功能

蛋白质是一类由 20 种氨基酸通过肽键连接而成的化合物。蛋白质的种类根据肽键的顺序、种类、数量不同而有很大差异。另外，氨基酸通过肽键结合，有时呈链状，有时呈复杂折叠状。20 种氨基酸中有 9 种不能在人体内合成，所以需要从食物中摄取，即必需氨基酸。必需氨基酸是甲硫氨酸、苯丙氨酸、赖氨酸、组氨酸、色氨酸、异亮氨酸、亮氨酸、缬氨酸、苏氨酸。蛋白质的功能多种多样，为身体构成主要成分，同时作为酶、激素可调节体内新陈代谢，并作为电解质参与体液的 pH 调节。另外，作为运输蛋白，它把各种必需的物质运送到机体所需要的地方。此外，在糖类、脂肪的能量产生不充分的情况下，它可被用作生命支持的能量来源，但这不是蛋白质的原始功能，此时它大约产生 4kcal/g 的能量。

2）蛋白质的种类

蛋白质除作为肌肉、毛发、指甲、骨头等的构成成分以外，它的主要功能还可以分为以下几种。

a. 结构蛋白：作为结合组织的材料，如胶原蛋白、弹性蛋白等。

b. 运输蛋白：起运输作用，如血红蛋白、白蛋白等。

c. 储藏蛋白：当体内蛋白质不足、缺乏时备用，如铁蛋白。

d. 防御蛋白：是来自体外的细菌、病毒、毒素的抗体，如免疫球蛋白、昆虫病毒的抗体。

　　e. 催化蛋白：作为催化酶发挥催化的功能，如乳酸脱氢酶等。

　　f. 收缩蛋白：与肌肉收缩有关，如肌动蛋白、肌浆蛋白等。

　　3）氨基酸评分

　　氨基酸评分是评价食品中蛋白质的化学方法中最常用的方法。1973 年，联合国粮食及农业组织（FAO）和 WHO 联合起来进行研究，并于 1985 年与联合国大学（UNU）联合发布了标准氨基酸评价模式。标准氨基酸评价模式是食品中含有的氨基酸所占的百分比，其与那些作为标准的氨基酸含有量进行比较而求得。也就是说，值接近 100 的是优质蛋白。另外，比标准氨基酸值低的氨基酸称为限制氨基酸，其中值最低的称为第一限制氨基酸、次低的称为第二限制氨基酸。某一食品中有限制氨基酸时，应通过摄取其他食品补充不足的氨基酸，这被称为氨基酸的补足。一般谷物类食品中赖氨酸大多是限制氨基酸，而动物性食品中赖氨酸大多丰富，两者平衡摄取会补充不足的赖氨酸。

　　4）氨基酸池

　　从饮食中吸收和消化的氨基酸，以及通过身体蛋白的分解等产生的氨基酸等作为游离氨基酸存在于血液和组织中。这些游离氨基酸被称为氨基酸池，用于合成必要的蛋白质。

（4）维生素

　　1）维生素的功能

　　维生素作为体内生理活性物质发挥作用，是代谢活动不可缺少的化合物。维生素按照其性质可大致分为两类：能溶于水的可溶性维生素（维生素 B_1、维生素 B_2、维生素 B_6、维生素 B_{12}、维生素 C、烟酸、叶酸、泛酸、生物素）和能溶于油脂的脂溶性维生素（维生素 A、维生素 D、维生素 E、维生素 K）。水溶性维生素因为容易溶解于水，往往易丢失。例如，烹饪过程中的洗涤、煮汁时易溶出水溶性维生素，并且其容易从尿中排泄，因此要每天摄取，注意维生素缺乏症。脂溶性维生素对热稳定，而且与油脂一起摄取时，可以提高吸收效率，但容易在肝脏中积聚，因此除了膳食摄入量外，还需要注意由于补充剂等引起的过量服用。

　　2）维生素过多症

　　前面谈及，由于补充剂、强化食品等的扩散而容易过多摄入微量营养素，造成微量营养素过多症。这里介绍一下体内容易积蓄的脂溶性维生素过多症。孕妇若有维生素 A 过多症，会致胎儿畸形，所以有妇女禁忌量或可接受上限量的药物要特别注意。另外，由于维生素 A 过多症导致的急性毒性症状有脑脊液压力上升，而慢性毒性症状有头痛、颅内压增加、四肢痛、肝功能障碍等。维生素 D 过多易引起高钙血症、肾功能障碍、软组织钙化紊乱。紫外线通过皮肤合成维生素 D 会受到调节，所以不必担心因日照而引起维生素 D 过多症。在维生素 E 过多症中，低体重出生儿出血倾向增加，而在成人则没有见过通过食品摄取产生的维生素 E 过多症。维生素 K 具有同系物，如黄绿色蔬菜、海藻类、茶叶等含有的维生素 K_1（叶绿醌），在动物性食品里也存在；而纳豆菌产生的是维生素 K_2（甲萘醌的衍生物）、人工合成的是维生素 K_3（甲萘醌），其中人工合成的甲萘醌具有毒性，现在不使用。没有叶绿醌、甲萘醌的衍生物大量摄取导致毒性的报道。关于水溶性维生素，从性质上看通常没有饮食过多症，但是也要注意不要长期过度摄取补品。另外，维生素的生理功能及缺乏症见表 5-3。

表 5-3 维生素的生理功能及缺乏症

维生素种类		生理功能	缺乏症	主要供给源
脂溶性维生素	维生素 A	保护上皮组织、视紫红质产生的因子	皮肤黏膜的干燥角化、夜盲症、干眼症	黄绿色蔬菜、蛋黄、鳗鱼等
	维生素 D	Ca-P 的代谢保持、Ca-P 的吸收促进、血中钙浓度调节、硬组织的构成	幼儿期：佝偻病 成人期：骨软化症、骨质疏松	晒干的香菇、小沙丁鱼、沙丁鱼等
	维生素 E	生物体膜稳定化、血管壁通畅性和抵抗性的改善、抗氧化作用	末梢循环障碍、过氧化脂质的增加、不孕	胚芽油、棉籽油、黄绿色蔬菜等
	维生素 K	促进肝脏凝血酶原的生物合成、影响骨形成	出血倾向、新生儿的颅内出血	新鲜掰开的纳豆、王菜等
水溶性维生素	维生素 B_1	与糖类、支链氨基酸的代谢相关酶的辅酶	脚气病、疲劳感、科尔萨科夫综合征等	胚芽、豆类、绿色蔬菜类、猪肉、蛋黄等
	维生素 B_2	作为黄素酶的辅酶作用于细胞内的氧化还原系统、线粒体的电子转导系统	口角唇炎、口角糜烂、舌炎、脂溢性皮炎	猪肝、鳗鱼、鹌鹑蛋、乳制品等
	烟酸（尼克酸、尼古丁酸、尼古丁酸胺化物）	作为体内辅酶（NAD、NADP），对生物体的代谢很重要	糙皮病（呈皮肤炎、痢疾、精神症状）	肉类、鱼肉、豆类、蛋等
	维生素 B_6	变成吡哆醛（磷酸）直接影响代谢，起氨基酸、蛋白质代谢酶的辅酶作用	口角炎、口腔炎、舌炎、口角唇炎、急慢性湿疹、末梢神经炎	金枪鱼、牛肝、鲣鱼、大豆等
	维生素 B_{12}	影响抗贫血因子、酶反应、甲基转移作用	阻碍 DNA 合成、恶性贫血	牛肝、蛋黄、鱼肉等
	叶酸	影响生物体组织的发育、功能维持、红细胞的正常形成和红细胞成熟，影响嘌呤、嘧啶化合物的生成	造血细胞、舌、消化管黏膜细胞的 DNA 合成障碍导致的成熟障碍、妊娠初期胎儿的神经管畸形等	酵母、肉类、肝、绿色蔬菜等
	泛酸	是进行乙酰化的辅酶 A（CoA）的成分、有辅酶 A 的功能	缺乏症稀少	酵母、肝、肉、鱼、豆类等

续表

维生素种类		生理功能	缺乏症	主要供给源
水溶性维生素	维生素 H	脂肪酸合成、羧化反应所必需	缺乏症稀少	肝、肉、乳、蛋、酵母等
	维生素 C	与骨胶原生成、出血倾向改善和副肾皮质功能有关，抑制黑色素生成	维生素 C 缺乏病（坏血病）、出血倾向增大、全身倦怠无力、食欲缺乏、皮肤干燥、毛囊角化、紫斑样出血、骨和牙齿发育延迟、抗体产生能力和创伤治愈能力低下	西印度樱桃、嫩结球甘蓝、香橙、花菜、青花菜、柠檬、猕猴桃、草莓等

短评 5-2　不仅是妊娠初期，老年人也要注意叶酸摄取不足

　　每个人都应尽可能地延长健康寿命，提高老年期生活质量。近年发表的报告表明，在阿尔茨海默病基因改造的老鼠试验中，叶酸对β淀粉样蛋白有抑制作用。给老鼠食用 60 天叶酸，血液中叶酸浓度增加，海马抑制了β淀粉样蛋白前体蛋白、β淀粉样蛋白的增加。另外，缺乏叶酸的老鼠的这三个指标都上升了。这只是一个报道，但是不可轻视其结果。一般随着年龄增长，食欲会减退，并且营养的吸收率也降低。因此要特别注意摄取食品中难得的维生素及微量元素，每天做好食谱菜单，努力实现健康寿命。

（5）矿物质

1）矿物质的功能

　　矿物质不仅可作为人体骨骼、牙齿等的成分，还可作为重要的生理活性物质（如酶原料），参与调节细胞外液、细胞内液的浸透压，氧气的运输等过程（表 5-4）。

表 5-4　矿物质的生理功能及缺乏症

矿物质	生理功能	缺乏症	主要供给源
钙（Ca）	与骨组织构成、肌肉的兴奋性及稳定神经的感受性、血液凝固作用有关，促进肌肉、心肌的收缩	骨质疏松、骨组织脆化、神经系统的感觉机能异常敏锐、成长迟缓	干虾、杂鱼干、干燥栖菜、加工干酪、萝卜叶、冻豆腐、牛奶等
磷（P）	骨组织的构成、ATP 的构成、磷脂和核酸的构成	骨组织脆化、肌力下降	杂鱼干、干青花鱼片、樱虾、南瓜籽、鱿鱼干、冻豆腐等
铁（Fe）	转运酶、组成血红蛋白和肌红蛋白	缺铁性贫血、易疲劳、喘息、健忘、幼儿期发育迟缓	罗勒、青紫菜、干燥栖菜、岩石紫菜、水煮蛤蜊、木耳、煎茶等
钠（Na）	镇静肌肉和神经的兴奋、调节细胞外液的渗透压	全身倦怠感、易困、肌肉痉挛、低血压	食盐、酱、酱油、佃煮、梅干、盐海带、榨菜、火腿等

续表

矿物质	生理功能	缺乏症	主要供给源
钾（K）	调节细胞内渗透压、传达神经兴奋、调节心脏和肌肉的功能	高血压、肌力下降、肾浓缩力下降、多尿	干裙带菜、干燥栖菜、萝卜干、甜紫菜、纯可可、香蕉等
碘（I）	构成甲状腺激素、促进成长期发育、使成人基础代谢旺盛	甲状腺肿大、发育不良、疲劳感	褐藻海带等海藻类、海产品等
镁（Mg）	镇静肌肉神经、与酶的活性和骨的构成有关	骨形成障碍、心悸亢进，慢性病缺乏症是心肌梗死	小麦胚芽、豆类、杏仁、藻类、谷物类等
锰（Mn）	促进骨形成、促进骨和肝脏的酶作用、与酶的活性有关	骨发育低下、成长不良、生殖能力下降、运动失调	种子果实类、玄米、紫菜、生姜、玉露（一种茶叶）
铜（Cu）	影响血红蛋白生成、促进铁吸收	血红蛋白生成低下导致贫血、骨折、骨骼变形	牛肝、可可、萤乌贼、种子果实类、樱虾
钴（Co）	构成维生素 B_{12}、影响红细胞和血红蛋白生成、造血功能所必需	纯红细胞再生障碍性贫血	肝脏、肉类、蚬、蛤蜊、海蜇、紫菜、杂鱼干等
氯（Cl）	胃液中的盐酸成分、维持体液的pH和渗透压	低氯性碱中毒、食欲缺乏、消化不良	食盐、梅干、酱油、酱等
锌（Zn）	影响核酸和蛋白质的合成、构成碳酸脱氢酶和乳酸脱氢酶、合成胰岛素	成长障碍、味觉异常、皮肤障碍、免疫力下降、创伤难愈合	牡蛎、猪肝、牛肉、豆类、种子果实类等
硒（Se）	抗氧化作用	成长有障碍、克山病（心肌障碍）	干制鲣鱼、猪肝、咸鳕鱼子、帝王蟹等
铬（Cr）	影响糖代谢和脂肪代谢	胰岛素感受性下降、体重减少、末梢神经障碍	干燥栖菜、海带、杂鱼干等
硫（S）	构成含硫氨基酸、有解毒活化作用	无	肉类、鱼类、豆类、果实等
钼（Mo）	酶的成分、影响核酸和硫酸代谢	成长迟缓	绿色蔬菜、豆类等

2）常量元素和微量矿元素

在人体内大量存在，一天摄取量在100mg以上的元素称为常量元素（大量矿物质，如Ca、P、Na、K、Mg、Cl、S）。在人体内微量存在，一天摄取量100mg以下的营养素称为微量元素（如Fe、I、Mn、Cu、Co、Zn、Se、Cr、Mo）。

3）饮食生活中要特别注意的元素

A. 钠　日本有发酵、酿造等技术，可以制作酱油、大酱、腌制品等，在这方面有很好的饮食文化，但这些也容易导致钠摄取过量。

a. 血压和钠：钠的主要摄取源是氯化钠（食盐的主要成分）。由于食盐过度摄取，体液中的钠增加，渗透压升高。为了降低这个渗透压，要增加摄取水分量，以此来稀释体液使渗透压降低。但是血中水分量增加会导致血压上升，不会导致血压升高的食盐摄取量平均是3～5g/d，日本高血压学会的指南鼓励摄取量在6g/d以下。2015年的饮食摄取基本标准为男性8g/d以下（12岁以上）、女性7g/d以下

（10 岁以上）。另外，不仅是从食盐中摄取钠，从酱、酱油、沙司、番茄酱等含有盐分的调味料及汤汁等的调味料，以及加工食品等含有盐分的东西中也都可以摄取钠。很多食品有钠含量标识，换算食盐量可用以下算式

$$食盐量（g）=钠（g）\times 58.5/23=钠（g）\times 2.54$$

如果肾脏功能正常的话，其对钠有再吸收功能，不会发生缺乏症。但是，大量发汗、痢疾、呕吐等导致一过性失去液体时，恐怕会有钠缺乏出现，需要注意。

b. 癌症和钠：以日本人为对象的几项大规模流行病学研究证明食盐摄取量和胃癌患病率及病死率相关。1988～1990 年进行的以日本人为对象的队列研究证明，和胃癌风险相关的饮食性因子是嗜好咸的食品、酱汤食用过多、钠摄取量多。

B. 钙　人体中 99%的钙作为骨和牙齿而存在，1%以钙离子的形式存在于细胞、组织液和血液中。血液中的钙对生命至关重要，其浓度通过体内平衡保持恒定，当血液中钙的浓度降低时，其通过从骨中溶出而保持恒定。体液中的钙离子虽然只占 1%，但是其可通过钙通道控制平滑肌、心肌的收缩及神经的刺激传达等，有这种功能的钙称为机能钙。维生素 D 可促进肠道对钙的吸收。受年龄、性别、体质及摄取食品成分的影响，因此钙的吸收率大大不同。经口摄取能吸收的量为 20%～30%，并不多。

骨受骨重塑的调节（反复进行破骨细胞分解的骨吸收和成骨细胞的骨形成），但长期缺乏钙会导致骨折、骨质疏松等。特别是闭经后的女性，由于雌激素水平降低，骨吸收占优势，容易导致骨质疏松。

C. 磷　磷不仅可与钙一起形成骨骼，而且可与高能磷酸盐化合物（ATP 等）结合完成能量代谢，还可作为 DNA、RNA、磷脂、辅酶等成分起作用。另外，作为食品添加剂的磷在加工食品中起保水、黏结、防腐等作用。除了纯粹作为食品组成含有的磷之外，磷现在还广泛用于许多可保存的加工食品中，在无意中就会摄取。过度摄取磷需要注意，因其会抑制肠道钙的吸收。研究表明，低钙磷比的饮食会导致骨量减少。

D. 锌　锌通常以与蛋白质等高分子结合的形式存在，其是体内各种代谢酶等的构成成分，是保证生理作用顺利进行所必需的。例如，DNA 合成酶、mRNA 合成酶、超氧化物歧化酶（SOD）、碱性磷酸酶等。锌在体内分布于骨、皮肤、肝脏、脑、肾脏等部位。锌缺乏会导致味觉障碍，这是众所周知的。另外，摄取大量的富含植酸（肌醇六磷酸）的食品会妨碍肠道中锌的吸收。服用含有可与锌结合的物质的各种药剂，会抑制肠道对锌的利用。这些都是需要注意的。

E. 铁　铁是血红蛋白、肌红蛋白及很多酶的构成成分。如果缺乏铁，会因不能正常生成血红蛋白而贫血，也会影响运动功能和造成认知功能低下。铁的吸收程度与摄取的食品种类有很大的关系，蛋白质和抗坏血酸会促进铁吸收，而单宁、

植酸、草酸等会抑制铁吸收。铁的慢性摄取不足、出血、月经过多、成长期身高体重急剧增加、妊娠、高龄等都容易导致缺铁。尤其是高龄期饮食中食材使用较少、食欲低下、吸收率低下等往往在无意识中造成缺铁。因肥胖而缺铁的情况并不少见。

过剩的铁作为铁蛋白被储存起来，可理解为是防止铁不足时的储备，同时也是为了避免铁过剩直接导致组织障碍。但是在通常的饮食情况下很难引起铁过剩症，长期慢性摄取铁强化食品、铁制剂的不当使用等会引起铁沉着病，如在肝、脾里铁存留引起的含铁血黄素沉着症和在肝、胰、皮肤里铁沉积引起的血色素沉积症。

2　三大营养素的消化吸收

（1）糖类的消化吸收

糖类在口腔内的唾液淀粉酶作用下，部分分解成糊精、麦芽糖，然后在十二指肠内通过胰液中胰淀粉酶的作用再次被分解成麦芽糖。在小肠黏膜上皮细胞处，麦芽糖通过麦芽糖酶、蔗糖通过蔗糖酶分别分解成葡萄糖和果糖，即通过膜消化[①]变成单糖类物质被吸收。另外，乳糖通过乳糖酶分解成半乳糖和葡萄糖被吸收。

（2）脂肪的消化吸收

食物中的脂肪（主要是三酰甘油）在十二指肠内通过胆汁酸乳化，然后通过胰液中的脂肪酶分解成单酰基甘油和脂肪酸。这些成分形成小球形的微团（4～6nm）、通过小肠的微绒毛吸收。吸收的单酰基甘油和脂肪酸再次合成三酰甘油，作为乳糜微粒进入淋巴管。

（3）蛋白质的消化吸收

蛋白质通过胃内的胃液、胃蛋白酶消化分解成肽，之后被输送到十二指肠，被胰液中的胰蛋白酶、胰凝乳蛋白酶分解成低聚糖。然后，再通过小肠的氨肽酶和二肽酶分解成氨基酸，最后被小肠的微绒毛吸收。由肠道吸收的游离氨基酸通过门静脉被输送到肝脏，合成肝蛋白质、血清蛋白质等，一部分作为非必需的氨基酸被释放到血液中，被各组织利用，也可以作为激素、生理活性物质等成分被利用。蛋白质经常进行反复的合成与分解，保持一种动态平衡。

3　食品的功能性成分和遗传信息传递

食品具有作为营养功能的第一级功能、作为感觉功能的第二级功能及作为生

---

① 膜消化：通过小肠微绒毛上皮细胞的刷子缘膜上结合的各种消化酶进行消化，也称为接触消化。

物体调节功能的第三级功能。具有此三级功能的成分称为功能性成分，如多酚类、烯丙基硫化物、类胡萝卜素色素类、氨基酸类、多糖类等来自动物和植物的很多成分，其功能性已经明确。

（1）来自食品的功能性成分

来自植物的功能性成分是植物自身为了防御各种环境因子而产生的物质，人因从食物中摄取到而受益。关于这些成分在生物体内功能性的研究近年来有很多，并在人们追求健康的背景下朝着产业化发展。仅仅多酚中类黄酮的种类，就已经报道了超过 8000 种。另外，来自于植物的在自然界中广泛分布的类胡萝卜素色素，在日常的饮食生活中也多有摄取，人的血浆中有 10 种以上类胡萝卜素和其代谢物。它们具有抗氧化作用、抗糖化作用、抗炎症作用、抗癌作用和抗衰老作用等，对健康有各种各样的效果。来自食品的主要的功能性成分如表 5-5 所示。

表 5-5　主要食品的功能性成分

系列（族）	种类	主要食品
类黄酮系列	黄烷酮	柑橘类果实中的苦味成分
	黄酮	水芹属蔬菜
	黄烷醇	果实、蔬菜、谷物类
	异丁烯	大豆
	儿茶素	茶叶、水果
	花青素	越橘，又称山桑子（biberry）、蓝莓（blueberry）
	栋精（槲皮黄素）	洋葱、荞麦面
苯基黄酮类	绿原酸	苹果、茄子、牛蒡、马铃薯、红薯
	咖啡酸	咖啡豆
类胡萝卜素	α-叶红素	胡萝卜、南瓜等多种蔬菜
	β-叶红素	胡萝卜、哈蜜瓜、枇杷、芒果等多种蔬菜和水果
	β-隐黄素	温州橘子、枇杷、柑橘类、柿子
	番茄红素	番茄、西瓜、柑橘、柿子
	叶黄素	芜菁、菠菜、西葫芦
	玉米黄素	玉米、油桃、脐橙、海藻
	虾青素	鲑鱼、大马哈鱼、加吉鱼（鲷）

（2）遗传信息传递

所谓遗传信息传递是 DNA 的遗传信息转录给 mRNA，根据这个信息依次合成氨基酸、再合成蛋白质，这样一系列的转录翻译过程称为遗传信息传递，此全部过程称为中心法则。此过程由几种机制控制，以便在必要时合成必需量的蛋白质，除用于产生生命现象的最低限度蛋白质的遗传基因部分。控制遗传信息传递就是抑制转录或使转录活性化。

如图 5-3 所示，作为转录需求，应该读取与 DNA 的碱基序列有互补信息的 mRNA。RNA 聚合酶作为转录的催化酶起作用，在向上游进行的同时解开需要的 DNA 的双螺旋链，DNA 双螺旋链中哪一方能够被读取取决于各个遗传基因。然后，在 DNA 链 3'端的羟基添加新的核苷酸作为模板，模板 DNA 沿着 3'→5'方向读取，三磷酸核糖核苷酸与 DNA 互补，逐个添加磷酸。RNA 聚合酶的作用完成后的 DNA 再继续形成双链。结束读取的 mRNA 从 DNA 链脱离。mRNA 向核糖体移动，在核糖体内按照 mRNA 的信息制造蛋白质，也就是说，这个特定领域的转录结果会制造出特定的蛋白质。转录阶段活性化会制造出很多特定的蛋白质。近年来的研究表明，很多来自食品的功能性成分促进了特定领域 mRNA 的转录活化。这个过程非常复杂，大多数情况下是在功能性食品与细胞膜的受体结合后，借助涉及多个阶段的许多蛋白质向核心传递信号，促进被特定蛋白质发现。

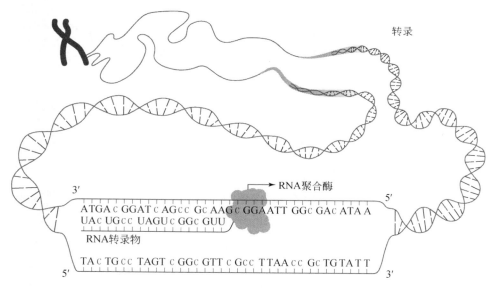

图 5-3　DNA 解链进行转录

（3）通过来自食品成分的遗传信息传递的控制

下面举几个对遗传信息传递有影响的来自食品功能性成分的例子。

1）姜黄素

姜黄素是咖喱香料的成分之一，作为一种色素成分为人们熟知。给大黑鼠投放 60 天地塞米松人工诱导骨质疏松，然后再投放 60 天姜黄素，检查股骨的状态。结果表明，投放姜黄素能使血清中成骨细胞分泌的蛋白质（骨钙蛋白）浓度增加，并且由于减少了骨胶原的碎片化使骨质疏松得到缓解。我们认为其机制是姜黄素通过参与发育、癌变、糖代谢的 Wnt/β-蛋白通路，激活一种蛋白质（破骨细胞生成抑制因子），该蛋白质在 mRNA 水平上抑制破骨细胞的分化诱导功能。此外，也有人认为是骨钙蛋白、涉及骨和牙齿钙化相关的 I 型胶原蛋白 α 及参与骨生成相关蛋白质增加的结果。

2）萝卜硫素

萝卜硫素是从青花菜胚芽中提取的成分，具有抗癌作用。有报道萝卜硫素能够促进 Nrf2 基因及 HO-1 mRNA 出现，因此，可以抑制由对乙酰氨基酚引起的肝功能障碍。Nrf2 可活化体内的活性氧和活性氮，其作为生物体防御机制很重要。萝卜硫素通过 Nrf2 的活化提高体内的抗氧化效果，并且通过使抗氧化应激的防御因子之一的血红素加氧酶①（heme oxygenase 1，HO-1）活化来对抗对乙酰氨基酚引发的活性酶被氧化的刺激。

3）染料木黄酮

染料木黄酮是一种大豆含有的类黄酮系的异黄酮，从构造可以看出其起着和雌激素相似的作用。近年来关于染料木黄酮和乳腺癌关系的研究报道很多。培养乳腺癌细胞，投放染料木黄酮来控制减少线粒体膜电位②（mitochondrial membrane potential，MMP）基因的转录酶，导致处于 G_2/M 期的细胞周期停止，因此表明染料木黄酮可以抑制细胞增殖。

短评 5-3　精准医疗

　　之前在美国对肿瘤进行的精准医疗（precision medicine）临床实验，现在在日本也开始进行了。与以往的抗癌药剂治疗不同，其根据每个人的癌基因检测来选择使用最适合的药物。免疫标靶阻碍剂和靶向药物并用，也就是说，最新食疗药物＋精准医疗的想法可通过大规模项目来开展。"量身定做医疗"由来已久，现在终于要付诸实践了。

　　另外，通过遗传信息传递解析特定食品成分对特定遗传信息传递进行上调（up regulation）或者下调（down regulation）的研究报道有很多。现在可通过基因检测知道每个人的体质容易得什么病。在饮食领域，若具备详细确凿的研究结果，"吃什么，吃多少"这样的饮食方法或许可以运用到预防医学中。

---

① 血红素加氧酶：是与血红素代谢相关的酶，可保护细胞以防止氧化，与合成蛋白质相关。
② 线粒体膜电位：与癌细胞浸润、转移等相关。

4）白藜芦醇

白藜芦醇在颜色较深的浆果类，如越橘、蓝莓及红色葡萄等食物中含量很大。在人血管内皮细胞中，被氧化的 LDL 抑制 SIRTI（sirtuin，去乙酰化酶）的 mRNA 表达，引起自噬[①]，但当用白藜芦醇预处理时，会增加 SIRTI 和微管相关蛋白轻链 3 抗体 II[②]（microtubule-associated-protein light-chain-3-II，LC3-II）的 mRNA 表达及 p62 蛋白质的降解，使溶酶体功能恢复到可控制水平，促进被氧化的 LDL 的降解。据报道，SIRTI 有各种作用，其作为抗老化基因引起了特别关注。

5）虾青素

虾青素是鲑、大马哈鱼等鱼类的色素成分。近年有报道称其有抗炎作用，可调节炎症细胞因子的表达。过敏性皮炎是伴随慢性炎症的皮肤病之一。使用过敏性模型小鼠的研究表明，虾青素的作用机制与以下因素有关：中性粒细胞迁移[③]活性相关的嗜酸性粒细胞趋化因子 9、巨噬细胞迁移抑制因素 MIF、免疫相关的 IL-4（白细胞介素-4）和 IL-5，以及在引起瘙痒的组氨生成反应中起催化作用的 L-组氨酸脱羧酶的 mRNA 水平和蛋白质质量。虾青素通过调节以上因素抑制过敏性皮炎的瘙痒和炎症。

参 考 文 献

川端輝江編著. しっかり学べる栄養学（2012 年版） ナツメ社，2012.

南山堂医学大事典（第 19 版） 南山堂

宮沢啓介. オートファジーを考える—その基礎研究から臨床応用への展望— 東医大誌，2012；70（4）：389-96.

Larry, G. S. 著，駒野徹・中澤淳・中澤晶子・酒井裕・森田潤司訳. ライフサイエンス基礎生化学 化学同人，1991.

Chen, Z., Xue, J., Shen, T., Mu, S., and Fu, Q., Curcumin alleviates glucocorticoid-induced osteoporosis through the regulation of the Wnt signaling pathway. *Int J Mol Med*. 2016；37（2）：329-38. doi：10.3892/ijmm.2015.2432.

Kousidou, O. C., Mitropoulou, T. N., Roussidis, A. E., Kletsas, D., and Theocharis, A. D., Genistein suppresses the invasive potential of human breast cancer cells through transcriptional regulation of metalloproteinases and their tissue inhibitors. *Int J Oncol*. 2005；26（4）：1101-9.

Li, W., Liu, H., Yu, M. et al. *J Nutr Biochem*. 2015；26（8）：883-91.

Lowensolm, R. I., Stadler, D. D., and Naze, C., Current Concepts of Maternal Nutrition. *Obstet Gynecol Surv*. 2016；71（7）：413-26. doi：10.1097/OGX.0000000000000329.

Nor, J. R., Kim, Y. H., Hwang, J. H., Choi, D. H., Kim, K. S., Oh, W. K., and Lee, C. H., Sulforaphane protects against acetaminophen-induced hepatotoxicity. *Food Chem Toxicol*. 2015；80：193-200. doi：10.1016/j.fct.2015.03.020.

---

① 自噬：是将真核细菌具有的主要的细胞器、细胞质成分用自噬胞包起来搬运的溶酶体融合过程。

② 微管相关蛋白轻链 3 抗体 II（LC3-II）：自噬作用最初阶段是接收信号，形成小胞状自噬体（autophagosome）。LC3-II 是和自噬体膜的内侧和外侧相关联的标志物，因此，它也就成了自噬作用的标志物。

③ 迁移：指在组织间自由移动。

Umesawa, M., Iso, H., Fujino, Y., Kikuchi, S., and Tamakoshi, A., Salty food preference and intake and risk of gastric cancer : The JACC study. *J Epidemiol*. 2016 ; 26（2）: 92-97. doi : 10.2188/jea.JE201500.

Yoshihisa, Y., Andoh, T., Matsunaga, K., Rehman, M. U., Maoka, T., and Shimizu, T., Efficacy of astaxanthin for the treatment of atopic dermatitis in a murine model. *PLoS One*. 2016 Mar 29 ; 11（3）: e0152288. doi : 10.1371/journal.pone.0152288.

Zhang, Y., Cao, X., Zhu, W., Liu, Z., Lin, H., Zhou, Y., Cao, Y., Liu, C., and Xie, Y., Resveratrol enhances autophagic flux and promotes ox-LDL degradation in HUVECs via upregulation of SIRT1. *Oxid Med Cell Longev*. 2016 ; 2016 : 7589813. doi : 10.1155/2016/7589813.

厚生労働省. 栄養指導（http://www.mhlw.go.jp/bunya/shakaihosho/iryouseido01/pdf/info03k-04.pdf）

文部科学省. 5. 成果　機能性成分等新たな健康の維持増進に関わる成分の分析に対するニーズ調査 1）代表的な機能性成分（http://www.mext.go.jp/b_menu/shingi/gijyutu/gijyutu3/shiryo/attach/1287304.htm）

厚生労働省. 脂質（http://www.mhlw.go.jp/file/05-Shingikai-10901000-Kenkoukyoku-Soumuka/0000042631.pdf）

厚生労働省. 多量ミネラル（http://www.mhlw.go.jp/file/05-Shingikai-10901000-Kenkoukyoku-Soumuka/0000114400.pdf）

厚生労働省. 日本人の食事摂取基準（2015年版）の概要（http://www.mhlw.go.jp/file/04-Houdouhappyou-10904750-Kenkoukyoku-Gantaisakukenkouzoushinka/0000041955.pdf）

厚生労働省. ビタミン　脂溶性ビタミン（http://www.mhlw.go.jp/file/05-Shingikai-10901000-Kenkoukyoku-Soumuka/0000042635.pdf）

内閣府. トランス脂肪酸に関するとりまとめ, 2015, 消費者委員会, 食品ワーキング・グループ（http://www.cao.go.jp/consumer/iinkai/2015/191/doc/20150519_shiryou6.pdf）

GeneEd Transcription（Gene expression）（http://geneed.nlm.nih.gov/）

第6章 营 养 管 理

1 不同生命阶段的营养

（1）生命阶段的划分

生物个体在成熟之前时间上的变化称为生长，而功能上的变化称为发育，老龄现象是个体发生、成熟过程之后产生的衰退现象，老化是生长发育结束后生理功能的退行性变化。

表 6-1 显示了生命阶段的年代划分，但在本书中未必统一。

表 6-1　生命阶段的划分和发育

胎生期	细胞期	受精后 2 周
	胎芽期	妊娠 3～7 周
	胎儿期	妊娠 8 周～出生
少儿期	新生儿期	出生后 4 周
	乳儿期或婴儿期	出生后 1 岁
	幼儿期	1 岁～上小学
	学龄期	小学在读
	青春期	出现第二性征，迈向成熟期
成人期	青年期	至 29 岁
	壮年期	30～49 岁
	中年期	50～64 岁
老年期	老年期前期	65～74 岁
	老年期后期	75 岁及以上

（2）妊娠期营养的特征

1）妊娠初期的营养

这个时期因为恶心呕吐、食欲缺乏，饮食量会减少，易造成胎儿发育所需的营养不足，所以要多补充营养。妊娠初期呕吐时，为预防脱水，还要注意补充水分。虽然每个人的具体情况会有差异，但总体约 12 周后会好转，食欲会恢复。妊娠初期对能量额外需求量少，所以应注意不要吃太多。

2）妊娠中期的营养

一般这个时期称为稳定期。因为胎盘形成使血液量增加（铁、维生素），饮食上要注意胎儿骨骼和肌肉的增长（主要是蛋白质），也要注意热量摄取过剩会导致肥胖。

3）妊娠后期的营养

妊娠后期胎儿成长很快，要注意营养平衡。妊娠后期子宫增大，胃部受压迫，所以少量多次饮食较好，为预防妊娠高血压综合征，注意不要摄入盐过多，不要勉强自己，要注意休息。

4）妊娠期特征的营养与疾病

A．妊娠高血压综合征 日本妊娠高血压学会对其提出了新的定义和分类，日本妇女科学会 2005 年 4 月正式采用了妊娠高血压综合征这一病名。病型详见表 6-2，共 4 种类型。

表 6-2 妊娠高血压综合征的定义及分类

先兆子痫 （preeclampsia）	妊娠 20 周以后才发生高血压，且有蛋白尿，分娩后 12 周恢复正常
妊娠高血压 （gestational hypertension）	妊娠 20 周以后才发生高血压，分娩后 12 周恢复正常
重症先兆子痫 （swperimposed preeclampsia）	1）妊娠前或妊娠 20 周内有高血压，妊娠 20 周以后有蛋白尿 2）妊娠前或妊娠 20 周内有高血压和蛋白尿，妊娠 20 周以后，其中一个或两个病症恶化 3）妊娠前或妊娠 20 周只有蛋白尿的肾病，妊娠 20 周以后出现高血压
子痫 （eclampsia）	妊娠 20 周以后才开始痉挛发作，未见癫痫和二次痉挛。根据发病时间可分为妊娠子痫、分娩子痫、产褥子痫

B．贫血 妊娠期的贫血有妊娠性贫血和妊娠母体偶发合并症贫血（缺铁性贫血、溶血性贫血、巨幼红细胞性贫血）两种。贫血的自觉症状少，多半在血液检查时发现。治疗方法有饮食疗法或补充铁剂，但基本上以改善饮食为主。食物中有血红素铁（动物性食物）和非血红素铁（植物性食物）两种，血红素铁容易吸收，而非血红素铁要与维生素 C 及含有叶酸的食品一起摄取才会提高吸收率和造血功能。

C．营养与畸形 脊柱裂等神经管闭锁障碍疾病是由叶酸摄入不足导致的，其发病风险很高。另外，维生素 A 过剩（妊娠初期）会导致畸形，在使用营养辅助食品时应注意。作为营养以外的因素，如风疹等病毒感染、某种药剂、吸烟等也会导致畸形。

（3）哺乳期营养的特征

母乳的成分从分娩经过数日渐渐变化。初乳（分娩后 3～5 日的母乳）含有丰富的抗菌免疫球蛋白（IgA、IgG、转铁蛋白等），成熟乳（分娩 10 日后的母乳）含有糖类、脂肪。初乳与成熟乳之间的乳称为过渡乳。

母乳营养的好处：①与牛乳的营养差别参照表 6-3；②对婴儿肾脏没有负担；③与非母乳喂养的小儿相比，不容易发生食物过敏，即使感染，也不会恶化；④促进母子的身心交流。

表 6-3　人乳和牛乳的成分（100ml）

	人乳			牛乳
	初乳	过渡乳*	成熟乳**	
能量（kcal）	—	—	65	67
蛋白质（g）	2.7	1.6	1.1	3.3
脂肪（g）	2.9	3.6	3.5	3.8
糖类（g）	5.3	6.6	7.2	4.8
钙（mg）	31	34	27	110
铁（mg）	0.1	0.04	0.04	0.02
钾（mg）	7.4	64	48	150
维生素 A（IU）	89	88	47***	39***
维生素 C（mg）	4	5	5	1

* Kon SK，Cowie AT. Milk：the mammary gland its secretion. Journal of Dairy Science，1961，44（10）：275。
** 参考日本食品标准成分表 2010，用比重 1.03 换算而得。
*** RE（μg）表示。

另外，母乳中的维生素 K 含量少的时候，幼儿可患维生素 K 缺乏症。近年来，由于生产时、出院时、出生后一个月健康检查时均要求口服维生素 K，所以维生素 K 缺乏症患者人数锐减。

这个时期母亲要特别慎用某些食品（忌咖啡、乙醇）和药物，还要忌吸烟。

短评 6-1　妊娠前的营养管理（叶酸的摄取）

有报道，妊娠初期充分摄取叶酸对降低脊柱裂和无脑儿等神经闭锁障碍（胎儿成长过程神经管变成脊椎时，在神经管的一部分发生的先天性障碍）的风险有效。鼓励妊娠前一个月开始摄取叶酸。关于叶酸，不仅是孕妇，能够妊娠生育的适龄女性，尤其是计划妊娠的女性一定注意不要缺乏。多食用含有叶酸的食品，如菠菜、肝脏、青毛豆等。

（4）新生儿、乳儿期的特征性营养和疾病

1）关于断乳

出生后 5～6 个月，仅仅依靠乳汁已经不能满足小儿对营养的需求，需要补充断乳食品。因此，断乳是指从母乳或幼儿用牛奶等的乳汁营养转换到幼儿食品的过程。

另外，2005 年的幼儿调查结果显示，关于饮食教育，应从断乳期开始鼓励建立母子健康的饮食习惯，幼儿期是饮食习惯养成的基础教育时期。希望家庭和幼儿园联合培养孩子的饮食能力，给孩子提供体验饮食的机会。

2）低出生体重儿

低出生体重儿是指出生时体重不满 2500g 的新生儿。其中，不到 1500g 的称为极低出生体重儿，不到 1000g 的称为超低出生体重儿。出生体重低和母体的营养状态有很大关系，也与医疗技术进步使胎儿的成活率高、孕妇高龄化、不孕治疗的增加有很大关系。低出生体重儿的管理原则是保湿、呼吸管理、营养补给、预防感染。

3）巨大儿

巨大儿一般指出生体重在 4000g 以上的新生儿。巨大儿是容易出现临时死亡等高风险的新生儿。

4）食物过敏

如果反复摄取某食物可产生分子质量为 3500～70 000Da 的蛋白质，则该蛋白质就会成为抗原，可产生抗原-抗体反应，有时反应过度，人体就会出现各种病症。

但是，蛋白质以外的物质也能成为抗原，有时难以确定是什么物质导致的过敏。对于能引起食物过敏的食品，《食品卫生法》规定必须标明含有过敏物质的原料。某些食物导致的过敏往往发病人数多、病情重，如小麦、荞麦、蛋、牛奶、花生、虾、蟹等。关于食物过敏的治疗见表 6-4。

表 6-4　食物过敏的治疗

1.过敏原的回避
　1）过敏原
　　①摄取回避（除去过敏原）
　　②食品低过敏原化（加热、加水分解、发酵等）
　2）生物体
　　①成长（消化能力、肠道局部免疫力的成熟）
　　②辅助用色甘酸钠*

2. 对症疗法
3. 预防新过敏产生
　1）早期开始治疗
　2）完备室内环境
　3）抗过敏药

---

*色甘酸钠：色甘酸钠通过稳定肥大细胞（mast cell）的细胞膜来抑制组氨酸等诱发放出过敏物质，因此，它是有抗过敏作用的药物，可以预防 I 型过敏症状的出现。

（5）幼儿期特征性的营养

幼儿期身体发育迅速，需要很多能量和各种营养素。例如，从推算能量需要量来考虑，1～2 岁男孩，在身体活动水平设定为 II 级的情况下，需要能量 1000kcal，而女孩则需要 900kcal。从这个年龄的基准体重，换算成每 1kg 体重所需能量来看，男孩约为 85.5kcal，女孩约为 81.8kcal。随着年龄增长，消化与吸收能力、代谢能力增强，而胃的容量小，一次吃的量有限，为确保必要的营养量，一日三餐是不够的。因此，需要加餐（每日 1～2 次）。

1）品尝食物的能力形成

根据这个时期的发育过程，通过饮食来培养"吃的能力"很重要。幼儿期是睡眠、吃饭、玩耍等生活活动节律养成时期，这是培养人一生保持良好饮食习惯的最好时期。该时期幼儿行动范围逐渐扩大，好奇心增强，对"吃"越来越有兴趣。要重视食欲的培养，让幼儿品尝各种食品，拓展其对食物的体验。尽量选择清淡口味的食物，饭前洗手，培养幼儿对饮食礼仪的理解，形成好的饮食习惯。

2）偏食

偏食指不喜欢吃某种特定东西而不吃，且达到比较深的程度，如完全不吃蔬菜等。广义上也包含吃饭的时间、吃饭的量极端偏颇等。另外，嗜好本质上是一种出现在发育中的现象，通过饮食生活及其他的生活体验，偏食情况会随着年龄的增长而逐渐变化。

3）脱水

幼儿体重中所包含的水分比例比成人多。另外，幼儿 1kg 体重所含的水分量和水分代谢量比成人多，所以痢疾、发热或高温环境容易引起幼儿脱水。

4）龋齿

乳牙长到 2～3 岁时容易患龋齿，原因多半是没有充分注意口腔卫生。经常食用各种甜食和饮料，或者当这些食品的摄取量过多时，都会患龋齿，因此需要注意。较高的口腔内 pH 有利于预防龋齿。频繁地进餐会造成口腔内的酸性状态长期持续，从而使牙齿表面钙质脱落（磷酸钙从牙表面的牙釉质中脱出的现象）。脱钙严重会使牙釉质形成孔并导致龋齿。

（6）学龄儿童特征性的营养和疾病

近年来出现了从幼儿期到学龄期的低年龄组肥胖者增加的问题，提示我们建立正确的营养膳食习惯非常重要。另外，这个时期的肥胖几乎都是单纯性肥胖（生活习惯、特别是饮食习惯有问题）。特别是学龄期的高度肥胖儿童，他们几乎都是从幼儿期开始肥胖，所以从幼儿期就要采取相应的对策。肥胖儿童和标准体重儿童相比，一般不喜欢活动、运动能力低、有自卑感、情绪不安易波动、不喜欢上学因而导致学习能力低下。这些肥胖儿童的特征是喜好糖分、油脂多的食品，并且喜欢吃零食和夜宵，每次吃得多而且快。60%～80%的小儿肥胖会导致成人肥胖。

有小儿生活习惯病的孩子及将要患这种病的孩子数量不断增加，这即将成为社会问题。因此，学校供餐作为饮食培养的鲜活教材，应让学生和家长加深对饮食的理解。在学校教育中，要培养健康促进、预防生活习惯病的能力，即自己的健康自己守护的自我管理能力，这很重要。此外，除去小儿肥胖是由潜在疾病导致的症状等特殊情况外，小儿家庭的饮食习惯和饮食环境都对其有很大影响，因此对其家庭也要进行指导。

（7）青春期特征性营养和疾病

青春期是指从学龄期到成长、成熟的这段时期。在青春期，身体快速发育，成长的特征是身高、体重等呈现急速增长，处于人生第二次急速发育期；此外，精神上过于敏感不安，处于第二反抗期（加深对自己内心关心的时期）。从小学到中学，随着学年不断增加，个人用餐、独立用餐的孩子会增多。因为补习、学习等不能和家人一起吃饭，进入青春期自我意识增强，自己吃饭和在外吃饭次数增多，在 24 小时饭店和快餐店吃饭次数增多。受电视等媒体影响，容易陷入偏于自己嗜好的饮食生活。

2006 年，日本对 6～15 岁的孩子（小学生、中学生）进行代谢综合征的诊断标准现况调查，并由厚生劳动省制定了诊断标准，有望实现生活习惯病早期预防和营养障碍早期发现。

1）进食障碍

进食障碍是青春期特征性身心疾病的代表之一。青春期的女子多发病，可分为神经性厌食症（表6-5）和神经性暴饮暴食。

表6-5　神经性厌食症的诊断基准

①比标准体重轻 20%
②饮食行为异常（禁食、暴食、偷吃等）
③对体重和体型的认识扭曲（对体重增加极端恐惧等）
④发病年龄在 30 岁以下
⑤无月经（女性）
⑥没有致使消瘦的器质性疾病

注：①②③⑤包括既往病史。

2）贫血（缺铁性）

这个时期的贫血大部分是缺铁性贫血。其原因有急速成长、初潮开始、青春期渴望苗条而节食等。诊断标准为血液中血红蛋白浓度，女子小于 12g/dl，男子小于 14g/dl。年轻女子贫血不仅对本人健康有影响，对将来妊娠的影响也很大，故应适当饮食（表 6-6）。

表 6-6　饮食生活指南

- 快乐饮食
- 从一天的饮食节奏开始健康的生活节奏
- 通过适当的运动和协调的饮食来维持适当的体重
- 以主食、副食、副菜为基本，保持饮食平衡
- 要好好吃谷物类主食
- 蔬菜、水果、乳制品、豆类、鱼等混合吃
- 食盐要适量，脂肪要考虑质和量
- 充分利用饮食文化和地方物产，继承家乡的味道
- 珍惜食物资源，减少餐桌上的浪费
- 加深对饮食的理解，重新审视饮食生活

（8）成人期的特征性营养和疾病

成长期（20 岁左右）之后直到进入老年期（60 岁左右）前，这 40 年左右为成人期。这个时期是社会、家庭都很充实的时期，同时又是责任重、身心压力大的时期。这个时期的营养摄取要做到适当补给每天生活、身体活动消耗所需的能量和营养，以此来维持并增进健康。同时，这个时期也是尽可能健康迎接老年期的准备期。另外，作为占日本人死因 2/3 的生活习惯病，虽然在年轻时就有潜在因素，但多半是在成人期发病。通过预防和延缓发病可以延长寿命。

1）代谢综合征疾病概念的导入

代谢综合征指肥胖、胰岛素抵抗引起的高血糖、高血压、脂质代谢异常，进而导致患动脉硬化的危险性增高。代谢综合征作为疾病概念确立起来的目的在于预防动脉硬化引起的冠状动脉疾病和脑卒中。2005 年日本内科学会等相关 8 个学会共同发表了代谢综合征的日本诊断标准。

2）特定健康检查与健康指导（表 6-7）

从 2008 年 4 月开始，日本在医疗保险者中以 40 岁以上的被保险者、被赡养者为对象，实施内脏脂肪型肥胖的健康检查及保健指导。根据检查结果选定保健指导对象，并将其分为几类。

表 6-7 特定健康检查项目

必需项目	询问表：服药经历、吸烟史等
	身体测量：身高、体重、BMI、腰围
	物理检查：身体检查
	血压测量
	血液检查
	● 脂肪检查：中性脂肪、高密度脂蛋白胆固醇、低密度脂蛋白胆固醇
	● 血糖检查：空腹时血糖或糖化血红蛋白（HbA1c）
	● 肝功能检查：AST（GOT）、ALT（GPT）、GGT
	尿检：尿糖、尿蛋白
详细诊断项目	心电图检查
	眼底检查
	贫血检查：血细胞数、血红蛋白量、血细胞比容

3）主要生活习惯病和营养的关系

生活习惯病指饮食、运动、休养、吸烟、饮酒等生活习惯与病情的发生发展有关联的一种综合征，通过改正生活习惯能够预防或延缓病症。排在日本人死因第一位至第三位的疾病分别是恶性新生物（癌）、心脏疾病、脑血管障碍，大都属于生活习惯病。另外，能导致缺血性心脏病和脑血管障碍等动脉硬化疾病的危险因子高血压、糖尿病、脂肪代谢异常（高脂血症）等，也属于生活习惯病。虽然不是致命的疾病，但能够导致 QOL 低下的骨质疏松症和牙周病等，也属于生活习惯病。

但是，生活习惯病不仅仅是由个人的生活习惯导致的，很多也与遗传相关。另外，个人生活习惯的形成还有社会环境的因素（图 6-1）。

A. 糖尿病　其与饮食、运动、压力等生活习惯及年龄、遗传等多种因素相关。糖尿病是血糖值上升的慢性代谢性疾病，因胰岛素分泌低下或胰岛素感受性低下产生糖类、脂肪、蛋白质代谢异常，从而造成视网膜、肾脏、神经的微血管障碍及其形态和功能的异常。这些障碍进展会导致糖尿病性视网膜病变、糖尿病肾病、下肢坏疽等重症，进而加剧动脉硬化、心肌梗死、脑梗死等合并症。

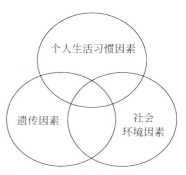

图 6-1　生活习惯的发病主要因素

根据胰岛素的分泌状态可将糖尿病分为 1 型和 2 型。成人以后发病的几乎都是 2 型糖尿病。日本糖尿病患者持续增加，用 HbA1c 诊断的话，高度怀疑患糖尿病的人和可能患糖尿病的人合计推测数量是 2210 万，不到 20 年增加了 3 倍。糖尿病患者自觉症状少，长期置之不理会有多饮、多食、多尿、体重减轻、全身倦怠等症状。因此，糖尿病的早期发现不能只是依赖于自觉症状，需要每年做健康体检，测量血糖值。

糖尿病的治疗方法有饮食疗法、运动疗法、药物疗法、胰岛素注射疗法，饮食疗法为基本疗法。基本治疗方针：①控制血糖；②控制体重；③控制血压、血脂；④抑制合并症的进展。饮食疗法实际上是根据《糖尿病饮食疗法的食品交换表》来实施：①恰当的能量补给；②恰当补给糖类、脂肪、蛋白质、维生素、矿物质（营养均衡的饮食：一般来说，糖尿病饮食也被称为健康长寿饮食）。另外，注意多食用膳食纤维多的食物，选择食品时要考虑血糖指数（glycemic index，GI）。不同食物的血糖值上升不同。其中，GI 是指摄取葡萄糖后血糖的上升率。在考虑菜单的时候，选择血糖值上升缓慢、低 GI 值的食品组合，防止过剩的糖作为身体脂肪而蓄积。

B. 高血压   指动脉内压异常上升，是一种慢性的可导致心血管系统和各种脏器障碍性疾病的状态。除原因明确的症状性高血压（继发性高血压）之外，都称为原发性高血压（特发性高血压），其占高血压的 90%。原发性高血压是由遗传因素（家族史、食盐易感性、压力易感性、胰岛素抵抗等）和环境因素（食盐摄取过多、饮酒过量、肥胖、压力、运动不足）等错综复杂的因素导致的。

高血压的饮食疗法应持之以恒，在尊重患者的生活习惯、饮食习惯的同时，进行现实可行的饮食生活习惯改善。有如下做法：①限制热量；②适量摄取优质蛋白质；③注意脂类物质的量和质（脂肪酸种类）；④维生素、矿物质要充足；⑤限制食盐和乙醇；⑥摄取充足的膳食纤维。值得特别关注的是，钾有保护血管、预防脑卒中和肾功能障碍、促进钠从尿中排出的作用，如果没有肾功能障碍时可以摄取。另外，钙、镁也有降压和促进钠从尿中排泄的作用。饮酒过多会导致肥胖、血清中性脂肪上升和血压上升，所以饮酒应有节制。膳食纤维在肠内会吸收钠并促进其排泄，有降压作用。如果肾脏、心脏无异常的话，不必限制水分的摄取。

C. 恶性新生物（癌）   癌是正常细胞的细胞核内基因发生阶段性变异，获得增殖功能的癌细胞反复增殖，压迫破坏正常组织，并通过血液等转移到身体其他部位从而导致死亡的恶性疾病。

从主要部位的肿瘤危险因子来看，吸烟是肺癌的主要危险因素，在饮食生活中，蔬菜与水果的摄取有较好的预防效果。胃癌的危险因素是食盐的过度摄取或幽门螺杆菌感染。大肠癌的危险因素是摄取油脂过多的肉等，有效的预防方法是多吃蔬菜、多运动等。乳腺癌的危险因素是发育早、成年时身高体胖、高龄初产、闭经晚等，多吃蔬菜、水果也有很好的预防效果。

（9）更年期的特征性营养和疾病

更年期指生育期到非生育期的转换期。女性更年期也称闭经期，指闭经前后的几年时间。50 岁前后闭经的女性多，所以 45～55 岁相当于更年期。其年龄和闭经时间因人而异。男性的更年期在睾酮（男性激素）分泌减少的 40～60 岁。

另外，更年期活动强度降低，所以消耗的能量减少。但是，摄取能量多或者由于雌激素分泌低下导致的低密度脂蛋白胆固醇增加，使得动脉硬化和脂质异常率的危险性增高。应注意摄取的能量和消耗的能量相当，摄取膳食纤维可以抑制胆固醇的吸收。

（10）高龄期特征性的营养和疾病

进入高龄期后，随着年龄的增长，人的身体和精神会出现症状和障碍。对此，在治疗的同时，老年综合征是保健及护理的工作重点。例如，感觉能力（视力/听力）下降、低营养和吞咽障碍导致营养障碍、认知功能障碍（抑郁/痴呆）、排泄障碍（便秘/尿失禁）、跌倒、骨折、卧床不起、废用综合征（由于组织、器官、系统功能长期不使用而导致的机体功能障碍）、关节疾病、压疮等，每个疾病都可以引起日常生活活动能力（ADL）和 QOL 下降，所以，适当的保健很重要。

1）蛋白质-能量营养不良（protein-energy malnutrition，PEM）

PEM 是蛋白质及能量缺乏产生的营养失调症。很多老年人处于 PEM 状态或可能陷入 PEM 状态。陷入 PEM 状态就需要护理，压疮比例也会增加。其判定标准是血清白蛋白值在 3.5g/dl 以下（基准值：3.8～5.2g/dl）、6 个月体重减少 10%以上。

2）PEM 的分类

a. 成人消瘦型：原因为能量和蛋白质摄取不足。

b. 消瘦与夸希奥科（Kwashiorkor，蛋白质营养不良症）型：精神紧张或蛋白质摄取不足、低白蛋白血症。

c. 成人夸希奥科型：标准体重但有肥胖倾向，异化超过同化。

3）咀嚼、吞咽功能下降

牙的数量减少与义齿的使用、咀嚼肌力的下降等可导致咀嚼功能下降、吞咽功能下降、唾液分泌功能下降，脑血管疾病可导致吞咽功能下降。吞咽功能下降会导致免疫力、全身抵抗力下降，从而进一步由于口腔不卫生导致误咽性肺炎。吞咽功能下降会造成饮食水分摄取量减少，从而产生营养不良和脱水状态，因此对这些功能下降者采取饮食对策非常重要。

4）便秘

消化道蠕动运动功能下降和咀嚼肌力下降会导致老年人常吃易消化的食物，这就容易形成慢性便秘。食欲下降和水分摄取量下降会加剧身体活动量的下降，对此，多食用膳食纤维和多喝水、定时去厕所、适当运动都是有效的。

　　5）骨质疏松

　　增加骨密度的主要营养素有蛋白质、钙、维生素 C、维生素 K、大豆异黄酮、维生素 D 等。刺激骨头的运动及对骨头有直接影响的体重负荷运动会使成骨细胞活性化。对骨密度有负面影响的因素有雌激素减少、磷过度摄取、咖啡因及乙醇过度摄取、日照不足、吸烟、运动不足等。骨密度减少到最高值的 70% 时便可诊断为骨质疏松，减少到 50% 时则容易发生骨折。闭经后骨密度下降导致的骨质疏松是因为雌激素下降后，破骨细胞的作用得不到抑制，成骨细胞代谢期为 90 日、破骨细胞代谢期为 20 日的骨代谢正负平衡的状态被破坏，造骨速度追不上破骨速度（图 6-2）。近年的研究发现，骨量降到最大值的 70% 以上时，也常常发生骨折。骨组成中的胶原被糖修饰，骨的柔韧性下降，背负不是很重的东西也能压坏骨头。

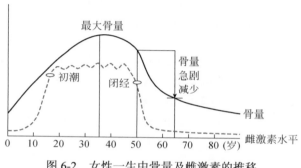

图 6-2　女性一生中骨量及雌激素的推移

短评 6-2　反式脂肪酸

　　反式脂肪酸是制造硬化油时加氢处理和食用油脂脱臭过程中加热处理所生成的脂肪酸。硬化油在平时生活中广泛用于曲奇、酥油、人造奶油等的制作。近年来，我们已经很清楚反式脂肪酸的摄取及饱和脂肪酸和胆固醇的过剩摄取与患心脏疾病的风险有关。因此，许多国家的营养成分标识中，反式脂肪酸的含有量标识已经成为商家义务。WHO 于 2003 年提出劝告，每天反式脂肪酸的平均摄取最大量要少于总能量摄取量的 1%。之后，2008 年的 WHO 报告书重新将其摄取量少于 1% 作为限值。日本人每天反式脂肪酸的平均摄取量是总能量摄取量的 0.6% 左右，但是，近年的研究报告显示年轻人和女性的摄取量超过 1%。现在日本没有限定商家义务标识反式脂肪酸含量，但是人们对反式脂肪酸的关注度越来越高，各个部委正在议论研究是否标识的问题。

　　反式脂肪酸像其他脂肪酸那样标识应摄取量的范围比较困难，所以饮食摄取基准 2010 年版中没有制定目标基准量。

2　营养管理

（1）营养管理的意义

使营养素代谢处于良好状态就是维持健康状态，为保持这一状态进行的管理就是营养管理。

所谓管理，就是为了完成组织目的，弄清其顺序、方法和体系，尊重组织成员的想法和意见，相互协助解决问题，计划—实施—评价与判断反复进行，最终达成目标，这一体系就称为管理。近年，从这样的观点出发，医疗机构组织了营养支持团队（NST [①]）和团队教学（TT），对营养与健康上有问题的危险者实行营养管理，进行组队医疗。

营养管理顺序是基本的管理，即 PDCA（Plan：计划；Do：实施；Check：确认；Action：改善）反复进行，对每个人实施适当的营养服务。改善每个人的营养状态，提高 QOL。尤其对老年人要延长其健康寿命。

（2）营养管理的过程

1）营养筛选

掌握对象营养状态的风险程度，进而发现问题点。另外，筛选找出将来可能发生的危险，预防生活习惯病，预防认知障碍和长期护理的状态等健康管理。

2）营养评价

根据营养筛选的结果，选定有营养风险的人，用各种指标客观正确地把握营养状态，进行评价与判定。

3）营养保健计划

供给符合摄取必要量的营养，促进生活习惯改善的营养教育，其他领域以营养服务为中心实施。

4）监测[②]

营养保健计划实施上是否有问题，问题点修正后马上落实到行动上，把筛选结果反馈[③]到营养服务计划上。营养状态就可以得到改善。

最终评价是实际问题点和改善点的把握、效果、效率等，进行营养管理的综合评价。经过这一系列过程的反复达成最终目标。进一步把这个过程体系化，构

---

① NST（nutrition support team）：是多专业支援患者营养的团队。团队的构成有医师、护士、营养管理师、药剂师等。

② 监测：对对象的目标、营养计划的实施进行观察、记录，随时检查进展状况。

③ 反馈：将结果或过程中必要的情报反馈到最初或其他阶段，使得其在下一个阶段的计划有所反映，希望实现更好的目标。不限于最后，途中也可以实施。

建有根据的营养管理（图 6-3）。

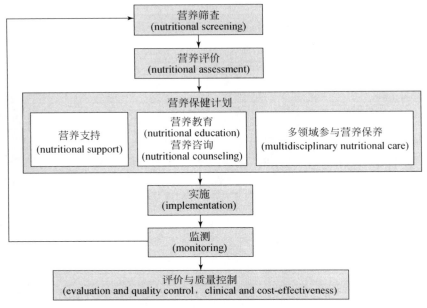

图 6-3　营养管理（nutrition care and management，NCM）

（3）营养评价参数

营养评价是实施适当的营养管理的重要过程，为了能主观和客观地评价判定个人或集体的营养状态，需要从各种参数（临床查体、身体测量、临床检查、饮食生活调查等）中选择必要的项目，对这些进行综合判断，把握营养状态。此外还要加上环境因素和心理因素、日常生活活动（ADL[①]）的调查、痴呆调查等的实施。对营养评价的结果进行综合判断。根据营养疗法和营养指导介入，制订营养保健计划。

从表 6-8 的各种参数中选定必要的项目，在各个阶段依照年龄层和性别进行评价。

（4）营养评价的分类

评价从功能方面分成三类：①静态评价；②动态评价；③预后判定评价（表 6-9）。

---

① ADL：指日常生活活动（activities of daily living），如饮食、排泄、穿衣、移动、洗浴等生活上不可缺少的基本行为。

表 6-8　营养评价用参数

项目	参　　　数
身体测量	· 体重 · 上臂肱三头肌部位皮下脂肪厚度 · 上臂周围长 · 上臂肌肉周围长
血液生化检查及尿检查	· 总蛋白、白蛋白（Alb） · 快速转换蛋白（Tf、PA、RBP 等） · 电解质 · 各种维生素、微量元素等 · 尿中肌酐（肌酐系数） · 尿素氮（氮平衡） · 三甲基组氨酸
免疫学检查	· 总淋巴细胞数 · 延迟型皮肤过敏反应（PPD 等）
综合的营养评价指数	· 预后指定营养指数（Buzby） 　PNI=158-16.6×Alb-0.78×TSF-0.2×Tf-5.8×PPD 　未满 40 岁：低风险；50 岁以上：高风险 · 小野寺预后营养指数 　PNI=10×Alb+0.005×TLC 　45 岁以上：良好；40 以下：手术禁忌

注：Tf，运铁蛋白；PA，前白蛋白；RBP，视黄醇结合蛋白质；PPD，纯化蛋白衍生物；TSF，三头肌皮褶厚度；TLC，总淋巴细胞数。

表 6-9　营养评价分类

①静态营养评价（static nutritional assessment）

长期全面的营养状态下，对象在某一时间点的测量数据（用营养指数和测量值等评价的方法）。与对象的年龄、性别基准值比较，用于判定营养状态过剩或不足、有无异常及营养障碍的类型。例如，血清白蛋白值用于老年人长期持续的的低营养状态判定

②动态营养评价（dynamic nutritional assessment）

对对象比较短期的营养状态进行测量评价的方法，是短期营养状态改善、变化的指标，用于营养疗法、治疗的效果判定和监测。例如，半衰期较短的前白蛋白用于短期蛋白质的营养状态、治疗效果判定

③预后营养评价（prognostic nutritional assessment）

综合多组检测数据进行分析研究、判定营养障碍风险和营养疗法及治疗的效果，推定预后

1）临床查体

依据对象的问诊和查体情况，掌握健康状态、营养状态并在病历本上记录（表6-10）。

表 6-10　临床诊查

问诊

主要询问内容：主诉、现有疾病、既往病史、家族病史、饮食生活、生活经历、职业经历等

询问者直接面对对象或通过调查表询问

● 要点：要考虑好能获得对象信息的提问、回答形式及内容等方式

当面询问调查：询问者和对象面对面听取信息的方法

优点	• 询问者巧妙的提问会使对象想起很多，减少遗忘
	• 询问者可以向对象说明提问内容
缺点	• 询问者容易主观介入，有时会出现偏差
	• 对象的回答会受询问者诱导
自记式调查：对于调查表（询问表）记载的问题，由被调查对象来填写回答的方法	
优点	• 询问者的主观不会介入
	• 固定回答时，对象的信息会均等收集
缺点	• 对象弄错提问内容和意思，造成回答不完整
	• 自由回答时，对象回答的标记不统一，会造成评价困难

身体状况观察

主要观察内容：体格、头发、脸色、皮肤、指甲、上下肢、眉毛、耳朵、鼻子、眼部、嘴唇、口腔黏膜、牙龈、舌头等

询问者直接观察对象

●要点：从对象的身体特征可以推测其营养状态和疾病

例如，通过对指甲的观察发现匙状指甲，则可怀疑其有缺铁性贫血等

2）临床检查

采用生理、化学方法获取的数据，客观地诊断对象的健康状态和营养状态，以此作为制订营养保健计划的指标，从而进行适当的营养疗法和营养介入。在把握对象疾病状态的同时，临床检查还可以用于临床症状出现前的潜在性营养障碍和代谢异常的早期发现（表6-11）。

表6-11　临床检查

血液检查	
（检查项目）血中脂质（中性脂肪、总胆固醇、低密度脂蛋白胆固醇、高密度脂蛋白胆固醇等）⇒脂质代谢指标	
血糖值（空腹时血糖、饭后血糖、糖负荷试验、HbA1c等）⇒糖类代谢指标	
血清蛋白质、血清白蛋白等⇒蛋白质代谢（营养状态）的指标	
AST（GOT）、ALT（GPT）、磷酸酶等⇒肝功能指标	
尿酸⇒高尿酸血症、肾疾病的指标	
肌酐、尿素氮（BUN）⇒肾功能指标	
其他，如Na、K、Cl、Ca、P、Fe等	
尿检查	
（检查项目）糖⇒糖尿病等的指标	
蛋白质、运铁蛋白、肌酐⇒肾疾病等的指标	
潜血⇒肾疾病、尿路结石等的指标	
胆红素尿⇒肝病等的指标	
酮体⇒脂质代谢指标	
胆红素、胆红素尿⇒黄疸等的指标	
血压	
收缩期血压（最高血压）/舒张期血压（最低血压）	

续表

（判定）健康血压（＜130/85mmHg）、高血压（≥140/90mmHg）

心电图、B 超等

　　　心电图⇒心肺缺血和梗死的诊断指标

　　　B 超⇒脏器和胎儿状态的诊断指标

呼吸功能检查

（使用呼吸功能检查器）

　　　肺活量⇒肺纤维化、自然气胸等的指标

　　　第一秒用力呼气量⇒支气管哮喘、肺气肿、慢性支气管炎等的指标

3）身体测量

对测量对象的身高、体重、皮脂厚度进行评价。身体测量比较简单，可以迅速进行，并且无创伤又经济，经常用于营养调查和临床筛查。尤其是对身高、体重、发育状况的评价和必要的能量推定是有效的，随时间变化进行的观察也容易进行（表 6-12）。

表 6-12　身体测量

①身高、体重（可作为肥胖或消瘦的判定）

　　考普（Kaup）指数=[体重（kg）/身高（cm）^{2}]×10^4

　　　⇒可作为了解幼儿的发育状态、肥胖度的尺度

　体格指数：罗尔指数（Rohrer）=[体重（kg）/身高（m）^{3}]×10^7

　　　⇒可作为了解儿童或学生的发育状态、肥胖度的尺度

　　　BMI（body mass index）=体重（kg）/身高（m）^{2}⇒可作为了解肥胖度的尺度

　　　BMI 为 22kg/m^2 最好，不易患生活习惯病。将对象的身高代入上式，当 BMI 为 22kg/m^2 时的体重视为标准体重

　　（日本肥胖学会）

标准体重比（%）=[实测体重（kg）-标准体重（kg）]/标准体重（kg）×100

（判定）轻度：20%～30%、中度：30%～50%、高度：≥50%

体重减少率（%）=[平时体重（kg）-测定体重（kg）]/平时体重（kg）×100

（判定）低营养的尺度：<1%～2%/周、<5%/月、<7.5%/3 个月、<10%/6 个月

②体脂肪量（查脂肪的积累和消耗）

　皮下脂肪厚度（肱三头肌或肩胛骨下部）用卡尺（皮脂厚度测量计）测量

　◎要点：皮下脂肪厚度和体脂肪量相关

　生物体电击法（BIA 法）通过微弱电流传入体内测量身体的电流抵抗，以此来测定体脂肪量

③骨骼肌肉量（调查有无骨骼肌肉消耗）

　上腕周围长（AC：cm）是体脂肪量和肌肉量的指标。用卷尺量肩上部和肘前部的中央位置

　上腕肌围（AMC：cm），AC（cm）-3.14×肱三头肌皮下脂肪厚（cm）

　上腕肌肉面积（AMA：cm^2），$(AMC)^2$/（4×3.14）

　其是肌肉量或去除脂肪量的指标

　小腿周围长是体脂肪量和肌肉量的指标，用卷尺量最粗处即得

4）饮食调查

调查对象的饮食习惯、食物摄取状况，把握其营养状态、营养摄取量等。

饮食调查的人力负担重，在摄取量方面个体的变动大，作为调查项目的食品种类多，所以有可能降低其有效性。但是，这也是被调查对象自己制作健康计划、改善饮食生活不可缺少的信息资源（表6-13）。

表 6-13　饮食调查

①饮食习惯调查（对象习惯的饮食调查）
食物摄取频度调查（food frequency questionnaire，FFQ）：使用食品清单等问卷调查一定期间内被调查者摄取各种食品的次数、频度和量
问卷调查法：制作关于饮食习惯的问卷，调查对象的饮食习惯。回答方法有固定回答和自由回答
膳食史法（dietary history method）：询问对象过去的饮食经历，调查饮食习惯和饮食倾向
②食物摄取状况调查
24 小时回顾法（24 hours recall method）：又称询问法，对于 24 小时内吃的所有食品（包括饭菜的原料）和食用量及饭菜的做法，询问者直接提问，推定营养摄取量
工具的使用：使用实物或实物大小的食物模型和餐具、食品彩色照片及推测摄取量的量具等
膳食回顾法：将一定期间内（通常 2~3 日至 1 周）对象摄取的全部食品都记录下来
记账法（food recording method）：记录对象吃过的食物账目
称量法（food weight method）：记录对象吃过的食物的重量
称重记账法（duplicated method）：分析与研究对象实际上摄入的膳食相同的食物（根据同一时间进餐人数，计算每人每日各种食物的平均摄入量）、推定对象的饮食量
照片记录法（food photograph recording method）：将对象食用过的食品拍成照片记录，推定饮食量

5）其他调查

a. 生活环境（家庭构成、核心家庭、工作人数、职业、居住区、住房环境等），社会环境，经济环境，文化环境（少子老龄化社会、生活习惯病的增加、24 小时便利店的出现、食品的安全问题等）。

b. 自然环境的影响（地域特性、气候、土地、交通等）。

c. QOL 的调查：调查对象日常生活的"充实感""满足感"，可利用 WHO 的 QOL-26 调查问卷等。

d. 单核苷酸多态性（single nucleotide polymorphism，SNP）：随着基因检测技术的发展，可以通过基因检测来查明什么样的基因容易导致糖尿病和恶性新生物（癌）。

如上所述，把握调查对象背后的各种危险因素，以此为参考实施营养管理。

短评 6-3　教练计划（coaching）

教练计划这种交流技巧于 2000 年开始作为企业人才培养的方法使用，取得了很大成效，所以也开始应用到医疗领域。教练计划使用"听""问""传达"这3 个基本的技巧，通过会话发掘对方的优秀潜在能力，支持对方前进，促使其自发采取行动。人可最大限度地发挥自己的能力和可能性来实现自我愿望，所以，组织通过指导使组织成员发挥最大的能力来实现组织目标。现代人忙于工作，必须提高个人能力，并通过相互配合提供恰当的医疗，教练计划将是必要和有用的沟通技巧。

3 功能性食品

（1）功能性食品的定义

日本先于其他国家定义了功能性食品（functional food）。日本文部省1984年启动了功能性食品项目——食品功能系统性解析和开发。以前研究的营养功能称为第一级功能（供给人类生存下去的最低限度需要的营养素和能量的功能），感觉功能称为第二级功能（与味觉、嗅觉等感觉相关联的美味功能），身体调节功能称为第三级功能（生物体防御、疾病预防、疾病恢复、身体节奏的调整、老化抑制等功能）。有第三级功能的食品称为功能性食品。

（2）健康标识制度（特定保健用食品、营养功能食品、功能性标识食品、特别用途食品）

1991年日本率先审查了具备身体调节功能食品的科学证据，并使特定保健食品审查制度化，对食品的健康功能进行评估并允许标识，这一制度成为世界先驱。2001年制定了营养功能食品标准制度，规定对维生素、矿物质的营养功能进行标准化标识。根据一定的安全性及功能性的科学依据，本着对食品经营相关事业负责任的态度，以健康人群通过功能性相关成分能够维持和增进健康为保健目的，于是功能性标识食品诞生了。

1）特定保健用食品

日本相关各部门对特定保健用食品的有效性和安全性逐一审查，制定了允许食品进行功能标识的制度，日本是世界上最早实行这一制度的国家。法律上的定位是厚生劳动省从医学营养学的角度评价有利于健康的食品成分，为了将其结果告诉消费者，《营养改善法》（现称为《健康促进法》）规定特别保健用食品为特别用途食品之一，并将保健用食品定义为"特别用途食品中，对为特定保健目的而在饮食生活中使用的人，要标识期望达到的保健目的"。

特定保健用食品要满足厚生劳动大臣规定的条件。第一，要明确其有效性的科学根据已经过验证；第二，已在食用的基础上进行安全性试验，确定对人的安全性；第三，能够做到功能性成分的定量性把握。在制度颁布之初，只允许普通的食品形式，2001年修订了法律，片剂和胶囊剂也成为审查对象。2005年2月厚生劳动省进行了条例修改，在传统的特定保健用食品制度中新增了有条件限制特定保健用食品、规范标准型特定保健用食品、降低疾病风险的特定保健用食品（图6-4）。

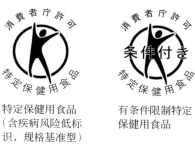

特定保健用食品　　　　有条件限制特定
（含疾病风险低标　　　保健用食品
识，规格基准型）

图6-4　特定保健品食用许可标识

A. 有条件限制特定保健用食品　该食品达不到以前特定保健用食品审查所要求的有效性的科学依据水平，但它是可以确认有一定有效性的食品，允许其有条件地作为特定保健食品加以许可。允许加上"证据没有确认，但是，有可能适用于××的食品"的有条件的标识。

B. 规范标准型特定保健用食品　作为特定保健用途食品许可证据充分，积累了科学证据，并且为需要通过食品审批事务局检查的食品确定了下面的标准，并允许不经理事会单独审查。

分成食品纤维与低聚糖等组，如果与各自的许可特定保健食品的食品形态相同的话，可以被认为是规范标准型特定保健用食品。

C. 降低疾病风险的特定保健用食品　相关成分的疾病风险降低效果在国内外医学、营养学确立的情况下，特定保健用食品可以标识"降低疾病风险"。2005年2月条例修正时，"钙和骨质疏松"和"叶酸和神经管闭塞障碍"两个标识被选定为许可对象候补。

2）营养功能食品

2001年4月，日本设立了由已有的特定保健用食品和新的营养功能食品形成的保健功能食品制度。相对于个别评价型的特定保健用食品，营养功能食品则是只要满足一定的营养成分功能标准就可以确定的标识，不需要每个食品都获得许可。营养功能食品在《食品卫生法》有规定，如果标准化的营养素包含在上限值和下限值所规定的范围内，不必获得每个食品的许可就可以标识营养功能。现在有13种维生素[维生素A、维生素D、维生素E、维生素K、维生素B₁、维生素

B₂、维生素 B₆、维生素 B₁₂、维生素 C、维生素 B₃（烟酸）、维生素 B₉（叶酸）、维生素 H（生物素）、维生素 B₅（泛酸）]、6 种矿物质（钙、铁、锌、钾、铜及镁）及 1 种脂肪酸的标识基准（n-3 脂肪酸）。

3）功能性标识食品

2014 年 4 月标识制度开始不仅限于补品，日本还设立了加工食品和农产品的功能性标识食品制度。这个制度最大的特点是以前不可能做到的身体部位标识现在做到了。安全性与有效性兼备是标识功能性的前提。其安全性和有效性的检测由从业者自己判断，并应拿出必要的信息。关于安全性，需要特定保健用食品的安全性评价水平的数据。而且，医药品等的相互作用也必须重新检测。另外，有效性评价贩卖食品要有经过人群试验的证明，或者有贩卖食品及其功能性干预成分的研究评论作为依据，这些是贩卖企业应该履行的责任。此外，有效性要以"健康者与边界者"的人为对象进行评价等，功能性标识食品作为新的保健功能食品必须对国民健康做出贡献。现在，申请者的数量在增加，不仅是加工食品，生鲜食品也适用。

4）特别用途食品

特别用途食品指婴儿、孕妇、哺乳期妇女、患者等需要从医学营养学角度考虑以适合其发育、保持健康、恢复健康的"允许做特别标识的食品"。

特别用途食品分为患者用许可标准型（低蛋白质食品、防过敏食品、无乳糖食品、综合营养食品）和患者用个别评价型（孕产妇、哺乳期妇女用奶粉，婴儿用调制奶粉，以及下咽困难者用食品、特定保健食品）。另外，特别保健食品以外的分类食品标识有主管部长的"许可证"。尤其是在患者用食品的许可标准型食品中，低钠食品、低热量食品、高蛋白质食品是在营养标识制度上对应的，患者用搭配食品在饮食疗法的快递食品等的营养指南上有对应，所以，它们现在都属于特殊用途食品。因此，2009 年 4 月 1 日新制度施行后，患者用食品的许可标准型食品就包括"低蛋白质食品""除去过敏原食品""无乳糖食品"，以及新分类的"综合营养食品"，共 4 种。此外，还追加了"孕产妇、哺乳期妇女用奶粉""婴儿用调制粉乳""吞咽困难者用食品"等分类。

（3）所谓的健康食品的定义

原则上讲，法律上未定义的所谓的健康食品在商品上不能标识其健康功能对身体的构造、功能有影响，因此消费者只能依靠个人的体验和媒体的信息，或者是促进销售"所谓的健康食品"的权威书籍和网络信息等来选择商品，这些信息的内容多半都未从科学角度对人体的效果进行充分检验。其结果是消费者相信这些商品对自己的健康维持和疾病改善有效果而购入了商品，可是所获得的效果和付出的金钱不匹配，甚至有时还会起副作用或伤害身体。

另外，"所谓的健康食品"多半以天然物为原料，所以往往是几种成分的混合物，很难定量鉴别，要确定其有效性需要费很大精力。此外，其还会含有副作用的成分，这些物质的定量鉴别及其副作用的定量把握也很困难。关于这样的"所谓的健康食品"的安全性和有效性，并没有系统的调查、解析及信息公布，要掌握最新的信息是很困难的。患者和疾病边缘的人会把药物和其他的健康食品并用，但是健康食品之间的相互作用及其和医药品之间的相互作用没有总结归纳的综合性信息，所以，即便是医疗工作者也不能对此进行很好的解释说明。

> **短评 6-4　食品的科学实证法**
>
> 　　从事健康信息报道的报纸和电视有很多关于健康食品的经验之谈，但是，经验之谈只能成为科学研究的动机，而不能成为科学依据。其取之于细胞和酶的试验的有效性验证，以及老鼠等动物实验的作用机制的验证，即便能够得到有价值的见解，但在人身上能发挥效果的科学依据也未必充分。
>
> 　　以人为对象的有科学依据的试验包括观察试验和干预试验。干预试验是使被试验者直接摄取试验物质来确认其有效性的一种方法，其因对被试验者的饮食内容积极干预而得到了这个名称。观察试验不对饮食内容进行干预，而是对试验者的饮食内容进行观察或调查。

4　食品安全政策

（1）食品安全的定义

由于最近相继发生食品安全事件，国民对食品安全越发感到担忧和不信任。为了解决食品安全问题，需要有能够提供安全食品的环境设备并进行食品安全教育。而食品安全教育内容往往是洗手、充分加热、适当的温度保存、防止交叉感染等，以及以预防食品中毒为中心的食品调理方面的问题，但近年来食品安全的问题较多的是污染物质、疯牛病（BSE）、食品标识等食品购入及食用阶段的问题。食品摄入引起健康障碍的原因分类和具体事例见表 6-14。

WHO 食品卫生的定义中（1955 年）讲到，在确保食品安全性的同时也要确保食品的健全性。健全性是毒物学的安全性、微生物学的安全性及营养学的适当性三方面综合起来的广泛的概念。并且，保全食品自身具有的特长性质、不损坏其良好的品质很重要。特别是为保证消费者能选择安全食品，生产、制造、加工、流通、销售这些食品链条上的从业者提供食品安全性的正确信息是

表 6-14　食品摄取引起健康障碍的原因分类和具体事例

原因分类			具体实例
内因性	有害成分	植物性自然毒	①生物碱（茄碱等）、氰化物苷（苦杏仁苷、亚麻苦苷）、致癌物（原蕨苷）
			②蘑菇类（神经毒素：豹斑毒鹅膏菌、碟形斑褶菇、裸盖菇。胃肠毒素：苏铁蕨、日本发光菇等）
			③维生素物质（4'-O-甲基吡哆醇）
			④其他（神经毒素：乌头、毒芹、洋地黄、夹竹桃等）
		动物性自然毒	维生素A（石斑鱼肝脏）、蜡（异鳞蛇鲭鱼等）
		过敏性成分	卵清蛋白、酪蛋白、ω-5麦醇溶蛋白、花生酸等
外因性	生物因素	微生物	①经口感染症（痢疾、霍乱弧菌）
			②人畜共同感染症（布鲁菌、利斯特杆菌等、异常朊蛋白）
			③细菌性食物中毒（感染型细菌：菌体内毒素型-肠炎弧菌、沙门菌、病原性大肠杆菌等。毒素型细菌：菌体外毒素型-葡萄球菌、肉毒杆菌）
			④病毒性食物中毒（诺沃克病毒、轮状病毒、甲型肝炎病毒、戊型肝炎病毒等）
			⑤霉中毒症（黄曲霉毒素等）
			⑥海洋生物毒（河鲀毒素、麻痹性贝毒、痢疾性贝毒）
			⑦腐败（腐败细菌类）
		寄生虫	寄生虫（蛔虫、异尖线虫等）
	化学因素	食品添加剂	着色剂（金胺、罗丹明）、防腐剂（AF2）、甜味剂（环己基氨基磺酸钠），二甘醇
		食品成分变质	过敏性食物中毒（有害胺：鱼贝类干物等）、油脂过氧化物、脱镁叶绿酸
		农药	有机氯类农药、有机磷类农药
		动物用药品	抗生素、抗菌性物质、激素
		生产过程的混入物	油脂事件（PCB）、砷牛奶事件（砷）
		器具容器包装溶出物	陶器（重金属），金属罐（锡、铅）
		放射性物质	核电站事故等
		环境污染物	PCB、二噁英等
	物理因素	电离射线	紫外线、放射线、γ射线照射导致有害物质生成

　　注：PCB，多氯联苯。

很重要的。另外，在食品制造业上，要更加强化食品的安全管理体制。从安全角度来说，食品有风险，人们为了回避风险要收集必要的信息。但是收集信息是单方面的，未必能使所有的消费者满足。对于企业来说，要充分重视遵守法律[①]、遵守危害分析和关键控制点（HACCP）体系的实施手段及现场的措施，以

――――――――――

　　① 遵守法律："compliance"直接翻译是"遵守法律"，不仅是法律，还要做到遵守公司规定、操作规范、企业伦理，并且，为规避企业风险要充分考虑好怎样制定、运用规则，乃至怎样完善环境因素。

及追踪能力[①]体系构筑的重要性，还要充分重视 ISO9000[②]系列，在充分理解 ISO22000[③]作用的基础上确保食品安全性。以一般卫生项目为基础，以 HACCP 体系为中心，在 ISO9000 系列的品质保证基础上，构筑综合的品质管理体系 ISO22000 十分重要。此外，对输入食品的进一步安全保证也很重要，以 BSE 和农药残留的阳性名单制度为先导，以食品安全基本法为基础，构筑风险评价（食品健康影响评价）和风险对话很重要。

短评 6-5　允许自由进口名单制度

　　2003 年 5 月，由于《食品卫生法》的修改，日本建立了输入食品中的残留农药、饲料添加物及动物用医药品相关的允许自由进口清单制度，并于 2003 年 5 月开始实施。该制度的基本思想是"禁止未设定残留基准的农药残留的食品销售等制度"，其机制是用基准统一、对象外物质、残留基准这三大支柱来进行约束。没有被指定为对象外物质的农药等，基本是根据统一标准（0.01ppm）进行限制。使用和摄取农药没有对人体健康构成损害的物质作为对象外物质另行规定。对未设定妨碍流通等问题的农药制定了残留基准，为了圆满推进，每年都会进行重新评估。

　　食品中残留的农药管理和以前的做法一样，生产现场的适当管理很重要。但是，通过检查来确保食品安全也有局限性，定位农药管理的检测，必须防止再发生中毒事件。

（2）《食品安全基本法》

　　由于 BSE 等威胁食品安全的事故相继发生，由农林水产省、厚生劳动省联合成立的"关于 BSE 问题的调查委员会"建议设立导入风险评估和以风险评估功能为中心的法案。因这个建议而制定的法案在 2003 年提交到国会，确立实施《食品安全基本法》（2003 年 5 月 23 日法律第 48 号通过，2003 年 7 月 1 日实施）。《食品安全基本法》对于确保食品安全性制定了基本理念，明确了相关责任义务和作用，同时制定了实施的基本方针，是综合推进确保食品安全性的法律。

---

　　① 追踪能力（traceability）：指农产品和加工食品等从哪里来，到哪里去，做到可以掌握移动信息。通过制作保存对商品（食品）移动信息的相关记录，可以做到从生产到销售把握食品移动的路径，有利于商品发生事故时及时回收。
　　② ISO9000：ISO（国际标准化机构）规定的、组织的、品质管理体系相关的一系列国际标准。其中还规定企业等要确立管理体系以便稳定提供顾客要求的产品和服务，并且要不断地维持和改善其有效性。
　　③ ISO22000：它是将 HACCP ISO（国际标准）化的产物。在以前 HACCP 的基础上追加管理的内容，是食品安全管理体系的代表。

（3）《食品卫生法》

《食品卫生法》为确保食品的安全性，从公共卫生的角度实施必要的限制，防止饮食卫生发生危害，以此保护国民健康。

（4）食品安全委员会

在饮食生活丰富的同时，饮食生活的环境也发生了巨大的变化，人们对饮食越发关心。为了正确应对这种形式变化，日本制定了《食品安全基本法》，据此开发新的食品安全政策，与此同时，2003 年 7 月 1 日内阁府增设了食品安全委员会。食品安全委员会是在保护国民健康最重要这一基本认识的基础上，从实施规章和指导等风险管理的相关行政机关独立出来，基于科学知识客观中立地进行风险评价的机构。

5 健康信息

（1）健康信息的定义

健康信息指个人及群体的健康与疾病等的相关信息。个人的健康信息和群体的健康信息可以分开考虑。个人的健康信息指个人的遗传因素、生理状况、营养状态、现病史、既往史、家族史、经历等和疾病相关的资料。群体的健康信息指群体的健康指标、群体的平均寿命、出生率、死亡率、患病率、接受治疗率。

另外，保健医疗信息是关于保健、医疗的信息。其内容分为医疗活动本身发生的信息（患者报告等）和支持医疗保健活动的信息（国情调查等）两方面。二者合起来可广义地称为保健医疗信息。其内容可以分为三类：①关于个人及群体的健康相关信息（健康诊断结果、诊疗记录、护理记录、用药记录、病历等）；②提供有关保健、医疗等服务的组织运营的相关信息（诊疗记录、医院的经营信息、临床检查记录、医务会计信息、饮食相关的信息、人事信息等）；③关于保健、医疗的相关知识信息（医学文献信息、医药品信息、医疗机构有关信息、保健信息、医疗相关的各种制度的信息、服务提供有关的信息）。

狭义的健康信息与保健医疗信息的"关于个人及群体的健康相关信息"同义，但是广义上指关于健康维持、促进的相关信息，所以它和保健医疗信息同义。

近年由于信息、通信手段的高速发展，报纸、杂志、电视等宣传媒体和网络有很多关于食物的信息。这些信息中虽然也有有用的，但是多半是错误的和缺乏准确性的信息，判断真实、可靠性的技术非常重要。下文会述及这些健康信息、保健医疗信息的获取和利用。

（2）信息的获取方法

以下内容为获取信息的方法。

1）人口动态统计

在全国范围内关于出生、死亡、死胎、结婚、离婚有详细的统计公开数据，以市街村为单位的数值也有登载。

2）患者调查

每三年一次，随机抽选全国的医疗机构，对某日的住院及门诊患者（包含家庭访问和家庭医疗）进行调查。并且根据不同的伤病对住院就诊率、门诊就诊率、住院时间等情况在全国都道府县、二级医疗机构分三个阶段进行公布。

3）国民生活基本情况调查

患者调查是在医疗机构进行的调查，而国民生活基本情况调查是在全国居民中的随机抽查。这个调查也是每三年一次。关于国民健康状况的项目，如有症状者人数、住院人数、日常生活受限人数、健康意识、烦恼和压力、护理的状况等进行调查。另外，对家庭生活、居住及收入与储蓄也进行调查。

除以上内容，一些现有的资料，以及厚生劳动省调查和公布的主要健康相关统计调查的概要，都在"国民健康动向"中进行了总结。

（3）统计资料、文献的利用及网站主页的利用

各种现有资料及统计资料被公布，另外，还可以从文献中获得健康信息。这些出版物都可以购买，也可以从网站主页下载。

a. 厚生劳动省（http://www.mhlw.go.jp/）：登载了厚生劳动省所管辖部门的统计调查内容，所述统计资料均可以利用。

b. 食品安全委员会（http://www.fsc.go.jp/）：现在主要的食品安全相关的案例都是由食品安全委员会主持进行，在此网站可以看到活动内容。

c. 总务省统计局（http://www.stat.go.jp/）：国情调查、人力资源调查、家庭生活调查等都可以在此网站看到。

d. 各地方自治政府的照会：利用市街村的自治体研究会编《全国市街村要览》。在一般检索网页的检索栏输入"全国市街村要览"即可检索。点击全国自治体链接可以看到各市街村的网页。

e. 食品安全情报（http://www.nihs.go.jp/hse/food-info/index.html）：日本国立医药品食品卫生研究所安全性情报部，将海外监管机构等官方公告信息翻译成日语，每两周在网站上公布。

　　f. 文献检索：关于学术资料，可以利用学术机关和学会等的主页进行搜索。日文杂志检索有医学中央杂志（http://www.jamas.or.jp/），是收费网站。英文杂志检索有 MEDLINE，免费数据库有 PubMed（https://www.ncbi.nlm.nih.gov/pubmed）。

短评 6-6　情报管理

　　根据得到何种情报，如何活用情报，健康情报有不同的管理方法。另外，要想有效地利用和管理各种各样的情报，就必须引进情报管理工具。但是，保健医疗领域的健康情报涉及个人隐私的消息比较多，其管理和利用与其他领域比较，情报化（电脑化）的速度相对滞后。但是，现在情报公开的形势高涨，要求大力推进情报化。并且，现代社会提供了很多利用个人情报的服务，我们的生活变得更加方便了。另外，错误利用个人情报会给个人带来不可挽回的损失。鉴于此，个人情报保护的法律——《个人情报保护法》于 2003 年 5 月公布，2005 年 4 月开始全面实施。这个法律使国民能够放心地在当今这样高度情报化的社会享受益处，正确使用个人情报。

参 考 文 献

赤松利恵・野村真利香・堀口逸子・田中久子・丸井英二. 自治体等における栄養担当者の食の安全に関するリスクコミュニケーションへの関与の現状と課題　日本衛生学雑誌, 2009；64（1）：32-40.

加藤陽治・長沼誠子編. 新しい食物学―食生活と健康を考える―（改訂第 4 版）　南江堂, 2013.

川端輝江編, 神田裕子著. 新版基礎栄養学　アイ・ケイコーポレーション, 2015.

河村成彦. 食品中に残留する農薬等に関するポジティブリスト制度について　獣医疫学雑誌, 2008；12（1）：51-55.

神田裕子. 医療分野におけるコーチングの有用性と必要性　月刊新医療, 2009；391（7）：140-42.

厚生労働省「日本人の食事摂取基準」策定検討委員会報告書. 日本人の食事摂取基準（2015 年版）　第一出版, 2015.

五明紀春・渡邊早苗・山田哲雄. 基礎栄養学　朝倉書店, 2014.

清水俊雄. 食品の健康表示　保健機能食品と健康食品　CMP ジャパン, 2002.

清水俊雄. 食品の健康表示制度と科学的根拠に関する国際比較　日本補完代替医療学会誌, 2005；2（2）：81-89.

鈴木道子・逸見幾代編. マスター臨床栄養学（改訂）　建帛社, 2010.

高橋茂樹・豊澤隆弘・西基. 公衆衛生　海馬出版, 2014.

竹田早耶香・赤松利恵・田中久子・堀口逸子・丸井英二. 消費者にとって必要な食の安全に関する知識　栄養学雑誌, 2010；68（1）：31-35.

田中平三・徳留信寛・伊達ちぐさ・佐々木敏. 健康・栄養科学シリーズ　公衆栄養学　南江堂, 2015.

田中平三編．新・健康管理概論　医歯薬出版，2003.

田中平三・徳留信寛監訳．よくわかる食事摂取基準　DRI エッセンシャルガイド　医歯薬出版，2015.

東條仁美・上西一弘編．マネジメント応用栄養学　建帛社，2010.

笛米地孝之助編．健康管理論　建帛社，2009.

永田純一他．健康・栄養食品アドバイザリースタッフ・テキストブック　第一出版，2013.

中村好志・西島基弘．食品安全学　同文書院，2008.

日本フードスペシャリスト協会．食品の安全性　建帛社，2014.

Kudsk, K. A. and Sheldon, G. F., Nutrition assessment. *Surgical Nutrition*. Boston, Little, Brown and Company, 1983.

Mai, Y., Satoshi, S. Kentaro, M., Yoshiko, T., Hitomi, O., Naoko, H., Akiko, N., Hidemi, T., Ayako, M., Mitsuru, F. and Chigusa, D., Estimation of Trans Fatty Acid Intake in Japanese Adults Using 16 –Day Diet Records Based on a Food Composition Database Developed for the Japanese Population. *Journal of Epidemiology*. 2010；20（2）：119-27.

Terue, K., Sachiko, S., Naoko, A., Chie, H., Shigeji, M., Sumie, S., Takenori, M. and Michihiro, S., Intake of Trans Fatty Acid in Japanese University Students, *Journal of Nutritional Science and Vitaminology*. 2010；56（3）：164-70.

第 7 章　运动和健康

1　运动的目的和定义

为了维持健康，身体运动与营养、休闲同样重要，这是毋庸置疑的。但是，从当前的经济水平来看，与其他经济发达国家相比，日本的运动人口是最少的。随着老龄人口的增加，要控制医疗费增长，就要采取措施来预防心肌梗死、脑血管疾病等生活习惯病，以及代谢综合征、高血压、动脉硬化、糖尿病。从节省医疗费用的角度出发，在考虑药物治疗之前应该呼吁大众首先改善生活习惯。当然，改善生活习惯就要改善偏食和不当摄取热量，确保睡眠时间，做到白天工作晚上休息，不要昼夜颠倒。同时，加强运动十分重要。另外，要预防随着年龄增长发生的老年人废用综合征，预防卧床不起老人数量的增加。推荐在护理过程中进行康复训练的运动，这些可以通过日间护理设施来完成。

运动的定义如下。健康与增强体力事业的"健康日本 21"指出，运动是身体活动的一种，尤其指为维持、促进体力而进行的有计划有组织的持续性的活动。身体活动指通过骨骼肌的收缩，比安静时要消费更多能量的身体状态。其可以分成日常生活中的劳动、家务、上学上班、趣味等的"生活活动"和以维持、提高体力为目的的有计划有意图进行的"运动"。

2　厚生劳动省推荐的促进健康的运动

2006 年，厚生劳动省发表了《促进健康的运动基准 2006——身体活动、运动、体力》和《促进健康的运动——健身指南 2006》。这些是在厚生劳动省 1989 年发表的"促进健康的运动所需要量"的基础上总结的有医学证据[①]的健康促进运动和身体活动的基准及具体活动的指南。身体活动可分为运动和生活活动，两者又可分别分成中等强度及以上和低强度（图 7-1，表 7-1）。运动是有计划有意图的，

---

① 医学证据：指根据治疗效果、副作用、预后的临床结果来进行治疗。广泛检索在专业杂志或学会杂志发表的过去的临床结果和论文，以确立标准的治疗方案。这样做如果还不够充分，则要重新进行临床研究。这种做法称为符合医学证据的治疗。

生活活动是日常生活必不可少的。依照这个基准和指南开运动处方[①]来努力预防代谢综合征等生活习惯病是厚生劳动省所要求的。

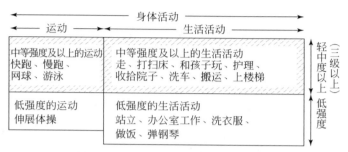

图 7-1　运动和生活活动的区别及强度

表 7-1　相当于训练的运动举例和生活活动举例

活动内容	时间（分）
1. 相当于训练的运动举例	
保龄球、排球、扔飞碟、举重训练（轻中强度）	20
疾走、体操（广播体操等）、高尔夫（用推车）、乒乓球、水中增氧健身法、太极拳	15
轻度慢步走、举重（高强度）、爵士舞蹈、增氧健身运动、篮球、游泳（慢）、足球、网球、滑雪、滑冰	10
赛跑、游泳、柔道、空手道	7～8
2. 相当于训练的生活活动举例	
普通步行、打扫床、卸货物、照顾孩子、洗车	20
快走，骑自行车，护理，打扫院子，和孩子玩（走，跑，中等强度）	15
割草（用电动割草机）、移动家具、上下楼梯、扫雪	10
搬运重物	7～8

　　2000～2012 年，日本在国家层面上实施了“健康日本 21”的卫生政策。之后，包括完成情况在内，日本制定了新的目标——“健康日本 21”（第 2 次），并已于2013 年开始实施。在“健康日本 21”（第 1 次）实施期间，步数和运动习惯者的比例并没有增加，反而趋于下降。20 多岁的女性运动习惯下降最为典型。故在“健康日本 21”（第 2 次）尝试对其改善（图 7-2，图 7-3）。

---

　　① 运动处方：属于临床医学治疗之一的药物疗法。药剂的种类、投药量、投药方法的决定称为处方。仿照这种处方，在运动医学上的运动疗法就称为运动处方。它主要是决定运动种类、强度、时间的处方。

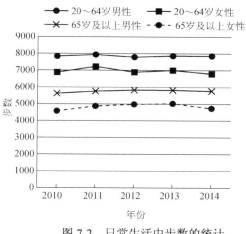

图 7-2　日常生活中步数的统计

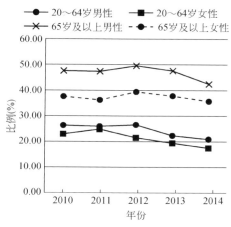

图 7-3　运动习惯的比例

短评 7-1　体育设施的利用状况

　　由于实施了儿童津贴和"婴儿潮"一代退休后健康维护，体育设施的利用增加了。"婴儿潮"一代退休后积极参与运动和体育活动。

短评 7-2　EBM 并非全部

　　目前需要循证医学，即 EBM。但是，虽然有了 EBM，但在实际运动的场所能否实施还很难说。即便没有 EBM，在愉快的情况下，运动处方也会长久持续，这是问题的关键。

3　运动的效用

　　推荐维持健康的运动固然有效用。运动是把双刃剑，适当的运动对身体有益，过度的运动则会对身体有负面影响。关于运动的效用如表 7-2 所示。其中，运动对于循环系统的影响是增加心脏跳动次数，增加心脏对全身的供血量。通常，运动时心脏跳动次数会增加，但是经常运动的人由于每搏输出量大，心脏跳动会减慢。因此，他们做高强度运动也不会造成喘息。在安静时因为每搏输出量大，为全身供给必要的血流量时心搏次数就会减少。因为每搏输出量增加，挤压心脏的收缩力增强，因此会造成心脏肥大，称为体育心脏。此外，运动对类脂质影响也很大，会促使对身体有益的 HDL-C 上升，对身体有害的 LDL-C 减少。另外，运动也能有效减少中性脂肪。适度运动会改善胰岛素抵抗[①]。胰岛素抵抗减弱，则体内所有脏器中胰岛素[②]的作用效果会得到有效发挥，糖代谢会得到改善，血糖值会下降。运动会使动脉硬化得到改善，并且对所有生活习惯病的改善都是有效的。运动对呼吸器官的影响也是显而易见的。肺活量、肺活量百分率（%）及第 1 秒用力呼气量（1 秒量）、第 1 秒用力呼气量占用力肺活量百分率（1 秒率）[③]都会增加，换气效率也会增加，呼气功能必然就会改善。

表 7-2　适当的运动对身体的影响

1. 对循环系统的影响	增加心搏输出量
2. 对呼吸器官的影响	改善换气效率（改善肺活量、1 秒率）
3. 对脂质代谢的影响	增加 HDL-C、降低 LDL-C、降低 TG
4. 对内分泌系统的影响	改善胰岛素抵抗
5. 对消化系统的影响	改善肠蠕动
6. 对神经系统的影响	精神放松
7. 对骨和运动器官的影响	保持骨盐量

短评 7-3　高强度运动对策

高强度运动会导致活性氧的产生，活性氧会使血管和细胞受到损伤，使血管老化。长期持续高强度运动时，提倡补充维生素 C 和维生素 E 作为血管的抗氧化剂。

4　运动的生理学探讨

（1）最大摄氧量及厌氧性代谢阈值（anaerobics threshold，AT）、乳酸阈值（lactate threshold，LT）

最大摄氧量（VO_{2max}）是个人在单位时间内能摄取氧气的最大量，它是评价全身持久力的指标。

---

① 胰岛素抵抗：胰岛素难以发挥效果的状态称为胰岛素抵抗。也可以称为胰岛素感受性下降。胰岛素抵抗会引起高胰岛素血症，其会引起代谢综合征、肥胖症、2 型糖尿病。

② 胰岛素：是指从胰脏的胰岛（Langerhans island，朗格汉斯岛）的 B 细胞分泌出的激素。胰岛素相对分子质量为 5807。它与将葡萄糖送入肌肉等的血糖调节有关。

③ 肺活量、肺活量百分率、1 秒量、1 秒率：肺活量指最大吸气时呼出的最大空气量。通过性别、身高、年龄可以算出预计肺活量，其比例就是肺活量百分率。另外，肺活量中第 1 秒用力呼出的量称为 1 秒量。1 秒量占用力肺活量的百分率就是 1 秒率。通过肺活量百分率、1 秒率下降可以将呼吸系统疾病分类为限制性肺疾病、闭塞性肺疾病及两者合并的混合型肺疾病。

　　根据氧气摄取量的多少将运动分为有氧运动和无氧运动。运动强度逐渐增加时，氧气摄取量和运动强度成正比，心脏搏动次数和换气量也直线上升，在达到某一强度的某一点时，换气量及二氧化碳排出量偏离直线而激增。这个急剧上升点被称为无氧作业区域值，或者称为厌氧性代谢阈值（AT[①]）。另外，为了生成 ATP，在葡萄糖分解的过程中，产生的物质是容易引起疲劳的物质——乳酸。通常在安静时，血中乳酸浓度为 1mmol/L 左右。运动强度逐渐增加时，每分钟换气量也会和运动强度成正比，呈直线上升，在到达某一时点强度时，乳酸量也会偏离直线急剧上升。这个急剧上升点被称为乳酸阈值（LT[①]）。一般 LT 为 2mmol/L 左右。如图 7-4 所示，AT 和 LT 基本一致。在 AT 或 LT 以下的强度不进行无氧呼吸，而是有氧呼吸。从 AT 或 LT 这一点开始进行无氧呼吸。一般将 AT 或 LT 以下强度的运动称为有氧运动，超过这一点的运动称为无氧运动。

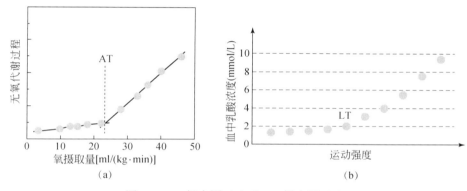

图 7-4　AT 概念图（a）和 LT 概念图（b）

（2）运动的基本分类

　　表示运动强度时经常使用最大摄氧量的百分率。可以使用电动步行机与电动跑步机或固定式自行车测定最大摄氧量。前者运动时几乎用到了所有的大肌肉群，是比较理想的。不习惯运动的人和手脚能力弱的老年人一般使用事故少的固定式自行车。但是，它的缺点是只能用到下半身的大肌肉群。AT、LT 相当于最大摄氧量的 40%～60%。

　　根据肌肉运动的类型可分为等张运动（isotonic exercise）和等长运动（isometric exercise）。等张运动指活动关节的动态性运动，也称为动力性运动（dynamic exercise）。对一定的重量发力可改变肌肉的长度。肌肉张力大于抵

---

　　① AT、LT：从有氧运动状态开始逐渐加大运动强度，至无氧运动开始的时点称为 AT 或 LT。理论上大约为同样时点。这一时点胰岛素抵抗得到最大改善。

抗力时，肌肉变短，从而发挥力量。肌肉张力小于抵抗力时，肌肉一边伸展一边发挥力量。跑步、游泳等一般性的运动属于等张运动。运动时末梢血管扩张、心搏次数增加、血管抵抗减少，因此，血压很少会大幅度上升。等长运动是指关节不动、肌肉不变长而进行收缩以发挥力量，同时关节的角度也不变的运动。它是推或拉不动的运动，也称为静力性运动（static exercise）。训练肌肉属于等长运动。由于等长运动时末梢血管增加，故与等张运动比较，血压容易升高。

另外，还有耐力训练（endurance training）和抗阻训练（resistance training）的说法。耐力训练是以马拉松和跑步等为代表的长时间运动，抗阻训练指肌肉训练。运动分类有多种，实际上现在各种用语没有明确的分类。

运动种类繁多，将其特性组合起来再决定采取什么运动是基本的。

（3）运动强度

运动强度是运动处方中很重要的组成部分。在实际的运动现场进行动力性运动（有氧运动）时，可通过各种运动设备内置电脑程序加以控制。

测定运动强度最准确的方法是最大摄氧量的百分比，但是这个测定并不简便，所以在实际中并不太实用。

因此，在运动现场使用心率。心率与最大摄氧量（VO_{2max}）成正比。不同年龄段的最大心率[①]基本固定，可使用公式计算：最大心率=220−年龄。也就是说，40 岁的人最大心率是 180 次/分。但实际上，人与人之间的差距很大，也受性别、运动习惯、有无疾病等因素影响。

在运动前安静时的心率测定是必要的，这需要安静 10 分钟后测定。很多情况是在走路途中停下来马上测量心率，用示指、中指和环指轻按 15 秒桡动脉和颈动脉，将测定结果乘以 4 即得到。同时还需要确认脉搏是否整齐及脉搏强弱。

另外，测量运动中的心率并不容易，但是也有其他的办法，即在现场，慢跑结束后，在 10 秒内开始测量 15 秒的心率，将得到的心率（P）乘以 4 再加上 10（$P \times 4 + 10$）。

除这些客观指标外，还经常使用主观用力程度分级（rating of perceived exertion，RPE，Borg 指数）。这是从主观运动强度和心率呈正相关角度设定的，如表 7-3 所示，用数值来表示主观的负担度。

---

① 最大心率：大概可以用"220−年龄"来计算。

表 7-3　用 **Borg** 指数表示主观的负担度

Borg 指数	感受
20	
19	非常不适
18	
17	相当不适
16	
15	不适
14	
13	稍有不适
12	
11	轻松
10	
9	相当轻松
8	
7	非常轻松
6	

　　METS[①]（metabolic equivalent，代谢当量），与其说是个人的运动强度，不如说是表示运动本身的强度。其表示运动时消耗的能量相当于安静量时消耗能量的倍数，所以又称为代谢当量。METS 是维持静息代谢所需要的耗氧量。METS=运动时氧气消耗量/安静时氧气消耗量。所以，安静时的 METS 为 1。表 7-4 就是依据这个指标进行运动及生活活动分类的。最近，田畑等提倡用 Ex 表示，即用 METS 乘以时间。例如，6METS 的身体活动进行 1 小时等于 6Ex。还有，可以进一步算出身体活动所消耗的能量（cal），即身体活动所消耗的能量（cal）=1.05×Ex×体重（kg）。例如，体重 65kg 的人做 45 分钟深呼吸，所需耗氧量是 6.5METS，可计算中消耗的能量为 1.05×6.5×45/60×65≈330cal。

表 7-4　用 **METS** 分类的生活活动和运动

3METS 以下的活动（身体活动、运动量的基准值计算所不包含的）

METS	活动内容
1.0	静静地坐着（或躺着）看电视、欣赏音乐，倚靠、乘车
1.2	静静地站着
1.3	读书或看报等（坐着）

---

　　① METS：又称代谢当量。它是表示身体活动和运动强度的单位。坐着安静时的状态称为 IMET。例如，通常步行为 3METS。

METS	活动内容
1.5	坐着会话、打电话、读书、饮食、开车、简单的办公、编织刺绣、手工艺、打字、照顾动物、洗澡
1.8	站着会话、打电话、读书、手工艺
2.0	料理和食材的准备（站、坐）、洗衣服、收拾、打包行李、弹吉他（坐）、换衣服、边吃饭边说话、吃饭（站）、身边事（刷牙、洗手、刮脸等）、淋浴、用毛巾擦、慢慢走（小于 54m/min）
2.3	洗碗（站）、熨衣服、收拾衣服、纸牌、赌博、复印、站立工作（店员、工人）
2.5	伸展体操*、瑜伽*、扫除（扫垃圾、整理、扔垃圾）、盛饭、摆桌子、收拾准备料理和食材、浇花、和孩子玩（坐）、照顾孩子或动物、弹钢琴、拉手风琴、农活（开收割机、割干草、灌溉）、轻活动、接球*（棒球）、骑儿童踏板车、开摩托车、用儿童推车推孩子、带孩子走路、慢步走（平地、54m/min）
2.8	和孩子玩儿（站）、照顾动物、走、跑（轻度）

*标记相当于运动，其余为身体活动。

3METS 以上的运动（运动量的基准值计算所不包含的）

METS	活动内容
3.0	自行车测力器（50W）、轻活动、重量训练（轻中等程度）、保龄球、飞盘、篮球
3.5	体操（在家、轻中等级）、高尔夫（用推车、等待时间除外）
3.8	稍快步（平地、94m/min）
4.0	快步（平地、95～100m/min）、水中运动、水中柔软体操、乒乓球、太极拳、水中有氧健身法、水中体操
4.5	羽毛球、高尔夫（自己搬运球棒、除去等待时间）
4.8	芭蕾、现代舞、旋转舞、爵士、踢踏舞
5.0	垒球或棒球、陪孩子玩耍（踢小石头、躲球游戏、玩玩具、玩玻璃球）、快走步（平地、107m/min）
5.5	自行车测力器（100W）、轻运动
6.0	举重练习（高强度、力量举重、健身法）、美容体操、爵士舞、慢跑和走组合（慢跑 10 分钟以下）、篮球、游泳
6.5	有氧健身运动
7.0	慢跑步、足球、网球、游泳（仰泳）、滑冰、滑雪
7.5	登山：背负 1～2kg 的行李
8.0	自行车运动（约 20km/h）、赛跑（134m/min）、游泳（自由泳、约 45m/min、轻至中度）
10.0	跑步（161m/min）、柔道、柔术、空手道、泰式拳击、跆拳道、橄榄球、游泳（蛙泳）
11.0	游泳（蝶泳）、游泳（自由泳、约 70m/min、快速）、活跃的运动
15.0	跑步上楼梯

瓦特（W）：规定每秒做 1 焦耳功时的运动强度为 1 瓦特。固定式自行车、电动步行机和电动跑步机等设定运动负荷都以瓦特为单位。

另外，肌肉训练强度的指标使用 RM。RM 指的是最大反复回数，所谓 IRM

指"怎样努力都只能完成 1 次"的重量。如果要想锻炼肌肉，IRM 为 75%的负荷量最适合，换算成 RM 就等于 10RM。也就是说，以 10RM 的负荷量，最大力气举起 10 次进行锻炼，对锻炼肌肉最有效。

（4）有氧运动的最佳运动强度

在运动时（尤其是运动疗法）有最佳运动强度。可用卡尔沃宁（Karvonen）法找出最佳心率：用最大心率减去安静时心率可以求出最大心率储备（heart rate reserve，HRR），其最大心率储备能百分率（k）是最大摄氧量减去安静时摄氧量之后得到的最大摄氧储备能百分率，最大心率储备能与最大摄氧储备能呈很强的正相关。因此，最佳心率=（最大心率-安静时心率）×k＋安静时心率，k 就是 HRR%，相当于 40%～85%。美国运动医学会（ACSM）特别推荐 k 为 60%～80%。这是运动疗法的最佳心率。例如，40 岁安静时心率为 60 次/分的人，HRR 是 180-60=120 次/分。要从 60%求得 80%的 HRR 的目标最佳心率，就要加上安静时的心率。目标最佳心率=[（心率$_{max}$-安静时心率)×(0.60～0.80)]＋安静时心率，所以，132～156 次/分就是一般训练的运动强度时的心率，而其 60%左右的 108～126 次/分，一般认为是运动疗法的最佳心率。

使用摄氧量的最佳运动强度中有 AT。同样，从乳酸浓度测定的 LT 也同样是最佳强度。这一点也常常能从胰岛素抵抗（胰岛素感受性）方面得到支持。胰岛素抵抗指胰岛素难以起作用，其是肥胖、糖尿病、高血压、脂质异常症等生活习惯病的根本要因。

用主观用力程度进行分级，运动疗法的最佳运动强度是 Borg 指数中的 8～12，如慢跑时和旁边的人边跑边说话的强度，较为适宜。具体地说就是最大摄氧量 50%左右的强度。

（5）运动疗法中的肌肉锻炼方法

肌肉锻炼作为一种运动疗法，最重要的是不会因为压力过大导致血压急剧上升。过大压力不会导致肾上腺素、去甲肾上腺素等儿茶酚胺类、肾上腺皮质分泌出的皮质醇等物质（即所谓的压力激素）分泌过多，这是很重要的。使血压上升的 IRM 的运动强度等是不适当的。另外，运动实施时呼吸不停止，吸气和呼气伴随着动作进行，体内吸入充足的氧气很重要。如前所述，肌肉锻炼 10～14RM 的运动强度作为运动疗法比较适合。进行肌肉运动时，首先姿势要正确，其次要注意呼吸，然后在运动实施过程中要意识到锻炼哪块肌肉，这些都很重要。锻炼器械有杠铃、哑铃、肌肉训练器及使用自重的训练。最近，也有运用慢速锻炼和加压锻炼的。

> **短评 7-4 现场运动强度的设定要利用心率**
>
> 不准确把握实际的运动强度，胡乱地使用跑步机、有氧自行车等现代化器械锻炼的人占多数。不论是想要减肥，还是想要提高锻炼效果，准确地测定心率都很重要。会利用现场的教练和训练师也很重要。

> **短评 7-5 地方政府组织的运动**
>
> 在厚生劳动省的关照下，优秀地方政府组织开始尝试对老年人运动进行实践指导。但是，每个地方政府组织都想让以前没有运动习惯的人坚持运动锻炼，这是比较难的。这其中比较有代表性的有松本市成人体育大学。

5 运动处方

（1）运动处方的定义

运动处方是在运动疗法上模仿医疗处方的说法。所谓处方是在用药时确定药剂种类和用量。另外，运动处方在实施运动疗法时要决定运动的种类、强度、时间等。运动处方这一用语原本是美国运动医学会在心脏病患者的运动负荷实验和心脏康复训练指南的制作过程中运用的，后来逐渐转用至一般健康人的健康促进训练中。

运动处方制订流程如图 7-5 所示。其前提是健康检查，然后进行体力测试。之后应先决定运动的种类。

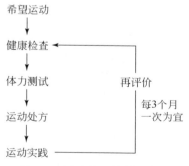

图 7-5 运动处方的制订流程

（2）健康检查总论

希望运动者进行健康检查是前提。一般健康检查可分为内科健康检查和外科健康检查。开始运动的人都需要这种健康检查，但实际上多半是 40 岁以上的人做检查，他们的生活习惯病比较明显。这里说的检查和以往的健康诊断类似，但是，其是在体育运动这一前提下用在体育学中的用语。健康检查的目的是为了防止运动时猝死等医学突发事故。猝死的原因有心肌梗死、致死性心律失常及脑出血、脑梗死等脑血管疾病，这些疾病是需要预防的。因此，内科检查包括表 7-5 和表 7-6 中的项目。

表 7-5　健康检查		
问诊		
	自觉症状	
	既往史	
	运动史	
	家族史	
	嗜好	
诊察		
	生命特征	血压、心率
	他觉症状	
	视诊	
	触诊	
	听诊	呼吸声、心搏

表 7-6　血液检查
一般血液学检查
白细胞数
红细胞数
Hb
Ht
血小板数
一般生化检查
白蛋白
AST（GOT）
ALT（GPT）
GGT
HDL-C
TG
Cr
UA
血糖
HbA1c
Fe

首先，具体的问诊内容很重要。问诊要点是病史中有没有高血压、心绞痛等循环系统疾病，有没有支气管哮喘等呼吸系统疾病，有没有糖尿病、脂质异常、高尿酸血症等代谢性疾病，有没有花粉症等过敏性疾病。家族史也是同样问法。其次，询问嗜好也很重要，如是否饮酒、吸烟。运动史也要询问，并且要问清楚运动时或劳动时有无自觉症状，如胸痛、胸部压迫感、胸部绞痛感等。再次，有无喘息、心悸也很重要。最后，还要问有无关节痛。

诊疗首先通过测量身高体重计算出 BMI 及理想体重和肥胖度；其次要测定腰围以了解内藏脂肪量；然后测量一下血压、心率，再进行全身诊疗，检查是否贫血和水肿很重要；最后一般是胸部检查，听心跳和呼吸声。这些都完成后进入各种检查。

（3）胸部透视

必需检查项目有胸部透视，要看肺部有无异常阴影，同时测定心胸比例（CTR），如果 CTR 为 55%以上就是心脏扩大，有心脏肥大的可能性。有必要鉴别一下是体育心脏还是病态心脏。另外，从骨的状况上看，如果怀疑骨质疏松就要测定骨盐量。

（4）安静时心电图

心电图也很重要。要对全体人员进行运动时的心脏状况检查，应该做运动负荷心电图，但是，考虑到检查需要时间、手续和费用，在实际中并不按此实施。因此，虽然不能作为充分证据，但是安静时一般使用心电图体检筛查。体育医学检查的要点是找到是否有心肌缺血性变化，如有异常 ST 段或 T 波呈现变化。另外，确认是否有心律失常也很重要，尤其是在传导障碍中。例如，必须找到会引起昏迷的二度以上的心房心室传导阻滞和病态窦房结综合征（sick sinus syndrome）。另外，像长 Q-T 间期综合征和 Brugada 综合征等致死性心律失常疾病，尤其是能引起心室纤颤的病症，都必须找到。

（5）运动负荷心电图

运动负荷心电图的实施需要费用和时间，还需要人力，所以现实中应避免使用。但是，对 40 岁以上才开始运动的人或一年以上没运动的人，还是实施运动负荷心电图为好。实施运动负荷心电图时要设定目标心率，即在运动生理学的实验上可以上升到推定最高心率（220-年龄），但是，从健康运动医学的角度出发，目标心率设定为最高心率的 70%~80%为宜。运动负荷心电图用室内跑步机和心电图机进行，心电图测定摄氧量，这是比较理想的。但老年人容易跌倒，所以希望使用室内自行车测力机来进行。自行车测力机和室内跑步机相比，下肢肌肉很容易感到疲劳，并且自行车测力机作为运动与室内跑步机相比会有不自然的感觉，有氧运动能力的测定精度也有所下降。室内跑步机、自行车测力机作为负荷法都可以进行所谓的多阶段渐增负荷，即速度和履带的斜度逐级升起的方法。以此为基础还可以考虑几个变换方法。另外，65 岁以上腿和腰较弱的人还可用阶梯负荷法，其利用的是阶梯状踏板台。特别是利用二阶梯运动法，即使不准备踏板台，用一般的阶梯也完全可以测定，老年人用这种方法也很容易能把心率提高到目标心率，并且费用很低。其缺点是不能测定负荷中的心电图。

在实际运动现场，24 小时简易心电图更容易捕捉身体的特征。除游泳等需进入水中的竞技比赛外，对其他运动都是有效的，也就是说可以做出实际比赛时的心电图。

（6）血液学检查

现在，日本国内推荐以中老年为对象的代谢综合征的特定健康检查，但是体育方面的内科健康检查内容很少。现在的特定健康检查中只有医生等指定的人才可实施血液方面的检查。血液学检查有红细胞数、血红蛋白（Hb）、血细胞比容（Hct）及血小板数，这是必检项目。与此同时，平均血细胞比容（MCV）、平均红细胞血红蛋白量（MCH）、平均红细胞血红蛋白浓度（MCHC）也可以附带加以计算。红细胞数或血红蛋白或血细胞比容降低者为贫血。贫血严重时会有活动时喘息、心跳加速等显著特征，所以，贫血者不适合运动。另外，可以根据 MCV、MCH、MCHC 的指标进行贫血分类。例如，平时所说的运动贫血中最多的缺铁性贫血就是这些指标都下降的小球性低色素性贫血。相反，代谢综合征和肥胖者中红细胞数、Hb、Hct 及血小板数都呈现若干高值者较多。这时血液黏度高，容易形成血栓，所以，体育运动时要补充充分的水分以防止脱水和血栓形成。

（7）生化检查

代谢综合征特定健康检查中，筛查肝功能的评价手段需要测定 AST（GOT）、ALT（GPT）。当然，急性肝炎和重症肝炎等情况下，其活性值呈高值，在慢性肝炎的情况下其也会上升。尤其是现在，不仅是中老年人，不适当做运动的年轻人也同样有脂肪肝等问题，酒精性脂肪肝和非酒精性脂肪肝都有，最近带来健康问题较多的是非酒精性脂肪肝。AST（GOT）、ALT（GPT）上升到 100IU/L 以上的人也很多，AST/ALT 呈现 1 以下的趋势。尤其是有人已指出了其和脂肪沉积到肝脏成为脂肪肝有关系。急性肝炎者运动当然会受限制，但是，慢性肝炎和脂肪肝者的运动不应该受到限制。

代谢综合征的特定健康检查中，脂质的测定很受重视，这是因为脂质异常症（高脂血症）和动脉硬化紧密相关。比起血中总胆固醇值，现在更重要的是高密度脂蛋白胆固醇（HDL-C）、低密度脂蛋白胆固醇（LDL-C）及中性脂肪（TG）的测定。LDL-C 上升者 HDL-C 的下降，或者 TG 的上升都是脂质异常症。对于适当运动反应敏感的也是这些检测项目。前面所述的脂肪肝患者当然也多半是患有脂质异常症的。

因吸烟而使 HDL-C 下降的人也有很多，因此不仅运动重要，禁烟也很重要，这是不言而喻的。TG 在饭后会急剧上升，空腹时测定最好。

围绕糖尿病的检查项目有血糖和糖化血红蛋白（HbA1c）。血糖也会在饭后急剧上升，所以也是在空腹时测定为好。HbA1c 作为控制血糖的指标来使用，它反映过去 1~3 个月的平均血糖值。这些检查是糖尿病诊断的第一步。

代谢综合征特定健康检查中漏掉的必检项目还有下列项目，作为运动医学的健康检查必须加上这些项目，即作为肾功能指标的肌酐（Cr）、肾小球滤过量（eGFR）和尿酸（UA）。eGFR 从年龄和性别可以推算得到。作为肾功能的检查项目，鼓励测定 Cr 和 eGFR。对于慢性肾功能障碍，以前是限制运动的，但现在认为这是缺乏医学根据的。另外，肾功能检查也可以测定尿素氮（BUN）。但是从体育医学上看，过度训练和不恰当减量导致蛋白质异常亢进会使 BUN 上升，营养辅助食品的蛋白质和氨基酸过度摄取也会使 BUN 上升。另外，营养辅助食品中肌酐的过多摄取会使 Cr 上升。并且，尿酸的测定也很重要。代谢综合征的人合并高尿酸血症的人较多。高尿酸血症持续会引起痛风。高尿酸血症患者进行肌肉锻炼损伤骨骼肌会使尿酸值升高，且这种情况比较多见。

另外，与对代谢综合征所采取的运动意义有所不同，从对运动骨骼肌的影响还有对过度运动的防止方面看，测定肌酐激酶（CK 或 CPK）也是有意义的。有兴趣做三项全能运动的人肌酐激酶值有时会超过 10 000IU/L，这时要考虑减少训练量。

还有，怀疑缺铁性贫血时，要测定血清铁（Fe）和总铁结合力（TIBC）来判断是否是缺铁性贫血。另外，要测定铁的结合蛋白（铁蛋白）来推定储藏铁的状态。

（8）尿检查

在一般的尿检查中，尿蛋白和尿糖很重要。运动时会产生运动性尿蛋白，所以，运动后马上检查尿蛋白的话，尿蛋白有时会显示阳性，因此应该避免运动后马上检查尿蛋白。

（9）外科检查

要进行外科方面的检查及形态测定（体重、体脂肪率、各部位肌肉量、各部位圆周直径、皮下脂肪厚度）、肌力测定、关节可动域测定、动态与静态平衡测定，这样才能做到努力防止运动外伤。这些多半是应用体育外科特定的设施来进行检查的。

（10）选择性检查

在上述问诊、检查中有异常时要进行选择性检查。其代表性的有心脏超声检查、呼吸功能检查。

短评 7-6　体育大学学生代谢综合征和脂肪肝患者较多

在体育大学学生健康检查的结果中意外发现代谢综合征和红细胞数或 Hb、Hct 值高的人较多。另外，患脂肪肝或 AST、ALT 值高的人也较多。因此需要改善营养摄取和运动方法。

心脏超声检查是在胸部透视检查发现心脏扩大、心电图显示心律失常和有ST-T 段变化、诊断听到心杂音的情况下进行的。这个检查可以确认心功能和心脏解剖学结构，以及瓣膜和壁的活动、血流的状态等。尤其是可以检查出导致年轻人体育运动中猝死原因中较多的肥厚型心肌病。另外，在心脏康复治疗时，为了检查其效果还必须测定心功能。

关于呼吸功能，使用肺活量测定器测定肺活量百分率和 1 秒率（或 1 秒量），当我们认为喘息是由呼吸器官疾病引起的时候，这个测定就很重要。另外，支气管哮喘使用简易呼气时最大瞬间速度测定器来测定呼气时的最大瞬间速度①也是简便而重要的。诊断时不要忘记用血氧饱和度检测仪测定血氧饱和度。

（11）运动处方制订

对经过以上检查确定可以运动的人要制订运动处方。依据检查结果和医生建议来制订运动处方，医生依据检查结果开出运动处方最为理想，但实际上还有现场究竟都有何种运动器械的问题。现实生活中运动处方的制订过程是健康运动指导师首先拿出基本方案，然后再让医生加以修改，这样效果比较好。依据完成的运动处方来实施运动，3 个月后再一次做检查来判定效果。根据这个结果再进行菜单变更。根据运动处方坚持做下去很重要（图 7-6）。

诊疗信息

姓　　名			生于　　年　　月　　日（　　）岁　　男 / 女		
临床诊断			给药内容（尤其是对心率有影响的药剂）		
问诊	自觉症状	胸痛 / 心悸 / 气喘 / 头晕 / 迷糊 其他（　　）　　无	运动疗法是否适应	适应　　有条件适应 禁忌	
	既往史	心脏病 / 整形外科疾病 其他（　　）　　无	运动负荷试验	必要 不必要	
	家族史	心肌梗死 / 猝死 其他（　　）　　无	运动负荷试验结果	最大心率 　　　　　　　次/分 负荷时最大血压 　　/　　mmHg 阳性 界限内 阴性	
	生活习惯	问题点（　　） 无			
安静时血压 安静时心率		/　　mmHg 次/分（坐位）			
安静时心电图		心肌梗死 ST 段或 T 波异常 室性心律失常 其他（　　）　　无	运动疗法可否	可　　需要注意 不可	

① 最大瞬间速度：呼吸时的最大瞬间速度。使用最大瞬间速度测试表，尽力地呼出气来测定。如果是支气管哮喘引起气道狭窄，则最大瞬间速度就会降低。

运动疗法处方

	种类	强度	时间	频度（次/周）
有氧运动	步行	• 心率（次/分）	10分钟　20分钟　30分钟	1
	慢跑	105　110　115	40分钟　50分钟　60分钟	2
	水中行走	120　125　130		3
	自行车测力计	• 自我感觉运动强度		4
	其他（　　　　）	轻松：Borg 指数 11	6000 步　8000 步	5～7
		稍累：Borg 指数 13	10 000 步　12 000 步	
	种类	强度	时间	频度（次/周）
辅助运动	体操	30～40 次反复进行的强度	5 分钟	1
	利用自重的辅助运动	20～30 次反复进行的强度	10 分钟	2
	器械	15～20 次反复进行的强度	15 分钟	3
	自由重量		20 分钟	4
	其他（　　　　）			5～7
	伸展运动—运动前后			

运动疗法上的注意事项

年　　月　　日　医疗机关名

地址

医师名　　　　　　　　　　　　　　　　　　　　　　印

图 7-6　运动处方

　　实际现场的方案中，准备运动的伸展运动约 10 分钟，如果可能的话可再做 10 分钟有氧运动，全身预热防止受伤很有必要。之后，利用器械做 20 分钟左右肌肉锻炼比较好。特别是要从大肌肉群开始，再过渡到小肌肉群。然后再做 20 分钟左右的跑步机和自行车测力机等有氧运动。最后再做 15 分钟静态缓慢的伸展结束比较好。

　　另外，在担心脑部神经功能下降的情况下，中途再做韵律体操等，一边看教练的动作一边运动也是有效的。

　　在现在参加体育运动的人中，多半都没有做健康检查就开始运动。在这种情况下，多数人只是看看体检的问诊部分和血压、心率之类的生命特征项目。以此为基础健康运动指导师等体育相关人员制作运动处方。此外，训练指导员多半是没有资格证书者，但是，患者最好是在健康运动指导师或健康实践指导者的指导下运动。多半人是在和体育设施不同的地方接受医疗机构检查，将二者联合将是今后的课题。

> **短评 7-7　健康运动指导师和健康运动实践指导者**
>
> 　　两者都是由厚生劳动省所辖健康增强体力事业财团负责培训和资格认定。前者负责协助保健医疗机关制订运动计划及调整实践指导计划，以便有效安全地开展运动。

6　运动疗法和运动与疾病

　　运动疗法与药物疗法及饮食疗法作为治疗的主要手段，同样占有非常重要的地位。但是在日本，适用健康保险的疾病及能适用的时间比较短，如今还没有普及。较少的保险报销比例却要投入较多的人力和新设备，完全得不到利益，考虑到这些因素，几乎所有的医院都没有参加运动疗法。因此，现状是患者来门诊就诊，接受医生指导建议，而实际实施中却没有指导，只是自己进行。实施运动疗法时，正如前所述，患者要主动到医疗机关接受检查，然后继续跟踪治疗检查。

　　另外，实际生活中患者非常多，应根据所患疾病的不同来进行不同的运动治疗，不同疾病的注意事项见表 7-7。

表 7-7　适于运动疗法的疾病

心脏病	心绞痛
	心肌梗死后
	冠状动脉搭桥手术后
高血压	
呼吸系统疾病	慢性阻塞性肺疾病（COPD）
	支气管哮喘
代谢性疾病	代谢综合征
	肥胖
	高脂血症
	糖尿病

（1）心脏病

　　以前考虑猝死等缘故，对于心脏病患者，往往不进行运动，而 1980 年开始，人们普遍认为作为心脏康复的一环，运动是有效果的。其目的是改善心功能、改善冠状动脉等动脉硬化及消除吸烟等危险因素。针对的疾病是心绞痛和心肌梗死后的慢性心功能不全，以及心脏手术后。现在，病后、手术后尽快让患者离开床进行康复治疗，主要以步行为主，然后逐渐加强运动强度，要确认没有症状出现时的心率。身体状态良好，在走廊步行 100 米没有问题时，再进行运动负荷检查，依据检查结果做出运动方案。

运动疗法的目标是到出院时运动能力可达到自如活动的程度，通常是每日 1 次，每次进行 1 小时，约 2 周结束。急性期时为了检查运动过程中的心率变化和心律失常，原则上要进行心电图监测。工作人员始终要等待并正确测量血压等。开始虽然是这样的监视型康复训练，但出院后就逐渐转变为非监视型康复训练了。

（2）高血压

对于高血压患者，进行减盐饮食疗法的同时，还应鼓励运动疗法。不稳定的高血压不适合运动疗法。血压有时会急剧上升，应等到某种程度下血压可以控制时，再使用运动疗法。高血压的运动疗法基本是有氧运动，不宜高强度运动，因为高强度肌肉锻炼会使血压急剧升高，比较危险。另外，还要注意眼底出血。

（3）支气管哮喘

适度运动会促使自主神经之一的交感神经活跃，从而分泌儿茶酚胺。另外，适度运动还有支气管扩张作用，对支气管哮喘是有效果的。但是，运动会诱发哮喘，所以高强度的运动，如冬季马拉松、跑步等要慎重，极端提高心率的运动要慎之又慎。可以鼓励游泳。

为了预防支气管哮喘发作，运动前服用支气管扩张剂β_2受体激动剂和抗过敏药克罗莫林是有效果的。携带吸入用β_2受体激动剂很重要。运动前吸入糖皮质激素充分控制气管炎症也是很重要的。另外，摄入特定食物后，运动时突然发生过敏性休克的运动诱发性过敏症在年轻人中不断增加。为了避免特定食物摄取，需要携带允许自己注射的钢笔形肾上腺素注射器。

（4）代谢综合征、肥胖、脂质异常症、糖尿病

关于代谢综合征、肥胖、脂质异常症、糖尿病的治疗，如上所述，目的在于改善胰岛素抵抗，所以高强度运动是没有意义的。以前只是鼓励有氧运动，但是，为促进胰岛素作用，肌肉训练尤其是缓慢训练大肌肉群很重要。更重要的是空腹运动效果甚微，饭后 1 小时的血糖值和中性脂肪值最高，胰岛素开始分泌，利用这个时机减少胰岛素抵抗是要点。糖尿病尿酮体阳性者的血糖控制不好进行，这时不适用运动疗法。另外，糖尿病视网膜病变、糖尿病肾病、糖尿病神经症病变等重度合并症也不适用运动疗法。剧烈的血糖值变化会给毛细血管带来重大障碍，导致眼底出血等。进行胰岛素疗法和药物疗法时，有时候运动导致血糖下降会很明显，这时要注意低血糖造成的意识障碍等病症。为避免足部发生坏死（坏疽），

进行运动疗法时需要穿适合脚尺寸的鞋。

（5）高山病

近年中老年登山郊游较为盛行。但是，在登山时中老年人发生事故和猝死成为问题。并且，海拔在 2500m 以上时，高山病多有发生。高山病的病态生理原因不明，但基本上是因循环不畅导致体内多余的水分储存，引起高原性脑水肿和高原性肺水肿，以这两种为诱因导致的各病症占大多数，即脑水肿引起的头痛、恶心、意识障碍，肺水肿引起的喘息等呼吸困难。

（6）其他疾病

对抑郁症等精神疾病也提倡运动疗法，目的是减轻负荷，进行精神放松、娱乐。另外，化学物质过敏的运动疗法是通过发汗排出化学物质，持久性运动中慢慢出汗较为有效。脑血管疾病后遗症和帕金森病等作为康复的一环而进行恢复功能的运动疗法也有人提及。

参 考 文 献

月刊健康づくり，健康・体力づくり財団．特集　新しい身体活動基準・身体活動指針　2013 年 5 月号．

健康・体力づくり事業財団．健康日本 21　エクササイズ活用ブック，2008．

健康長寿社会を創る　2017 年度　健康・体力づくり財団．

厚生労働省．健康づくりのための運動指針 2006（エクササイズガイド 2006）．

日本体育協会指導者育成専門委員会スポーツドクター部会監修．スポーツ医学研修ハンドブック基本科目　文光堂，2004．

第 8 章　休养和健康

1　放松

　　放松（relaxation）有松弛、身心休养的意思，它深深地渗透到人们的生活中。人身心感到压力时，为缓解紧张，会人为地奔向良好状态。人们对放松做了很多研究。松下（2007 年）把放松定义为"使过剩的交感神经紧张导致的疲劳得到缓和的生理机制"。其他还有把放松理解为"寂静平稳""没有压力""不安和紧张缓和""身心紧张缓和"。

　　人们从身心疲劳积累导致身体的、精神的疾病发作这一体验中开始认识到自己的身体是反复变化的，为保持健康可以利用各种放松方法来促进某些康复并保持健康。分析放松的概念，可知放松后的作用或好处：①从压力中解放；②减轻身心的紧张状态；③提高生活质量。对放松的分析不仅要考虑生理上的反应和效果，还要考虑精神上、心理上的反应及对社会生活本身的波及效果。因此，可以说放松包含消除紧张、安定神经及消除不必要的压力，对提高本来的身体功能等有积极意义，是应对现代生活中出现的问题的一种方法。受到某种压力时本人在不知不觉中产生心理上的扭曲，长期放任这种状态自主神经调节功能会下降，从而导致疾病。从这个意义上讲，放松和疾病预防有关系，其具有医学效果。根据干预方法的不同，放松疗法被分成护理保健、护理疗法。另外，也有自成风格的。总之，放松的目的是通过全面系统的角度使人的身心转变为理想状态，其方法多种多样，如电影、音乐、与动植物接触、瑜伽、香薰、按摩、洗浴等，以及呼吸法、渐进肌肉放松法、自律训练法、意念法、冥想法等（表 8-1）。

表 8-1　放松法

呼吸法	通过使用横膈膜的腹式呼吸使交感神经活跃起来
渐进肌肉松弛法	为诱导肌肉完全松弛，反复做使各部位肌肉紧张数秒后放松的运动
自律训练法	把催眠法这样的精神疗法应用于自我催眠法，感觉到手脚等身体部位的放松
意念法	应用的方法是想象美好的喜欢的环境，使情绪放松
冥想法	将坐禅修行时的冥想法应用于医疗，集中于某事，使精神从日常的压力中释放出来

现代社会容易产生令人不快的压力，这种不快在长时间内不能消除，紧张状态长时间持续，自然治愈力无法应对，很难使心情舒畅。现代社会的放松状态在于如何把控好相对的"紧张"和"缓和"之间的平衡。渐进性肌肉松弛法和呼吸法等可诱导弛缓反应，使压力反应降低，提高身心的恢复功能。这作为压力管理也是有一定效果的。另外，最近也有很多报道指出，将冥想法作为压力管理对身心也有有益的效果。放松在临床上可以安全有效地进行，这一点已经确认。"学习具体的方法用到自己的健康管理上"这样的放松门诊已经开设（群马大学综合诊疗部护理专科门诊）。这个门诊介绍放松相关的基本知识及体验这些知识造成的身体内部的反应和精神、心理上的反应。并且阶段性地、逐步地改善容易产生紧张倾向的习惯性的反应。通过中长期的放松效果，人的心情和行动会发生变化。

今后，在社会结构和疾病结构变化中，个人的社会作用和治疗、疗养状况的变化等会导致放松的方法产生各种变化。身心的健康管理首先要自己做，这是很重要的。无论何时，无论在哪里，也无论是谁，能够把放松作为生活管理手段，或者把放松作为以医学专业知识为前提的生活指导方法，这都会对健康有巨大的帮助。

2　休养和睡眠

（1）休养

"休养"正如字面上的意义，有消除身心疲劳进行"休息"、使精神及活力得到充实"养精蓄锐"两层意思。这个"养"是"养锐气"的意思，面向未来提高自己的气魄、精神。根据 1994 年厚生省的《维护健康的休养指南》，休养包括睡眠、洗浴、旅行、休闲、快乐、体验人生价值、接触自然、对压力察觉及压力应对等（表 8-2）。

表 8-2　维护健康的休养指南（1994 年 5 月，厚生省）

1. 生活有节奏
- 尽早发现自己的压力
- 睡眠心情要好，能够舒适地觉醒
- 洗澡使身体和精神都得到恢复
- 去旅游转换心情
- 休息和工作兼顾，提高效率防止过劳

2. 用充裕的时间有效地休养
- 每天有 30 分钟属于自己的时间
- 充分利用休假进行真正的休养
- 在充裕的时间里享受快乐，体验人生价值

3. 生活中的绿洲
· 身边休息很重要
· 饮食场所丰富多彩
· 在和自然接触中感受健康的气息

4. 以相遇为纽带结成丰富的人生
· 寻找愉快的社会活动
· 在相遇中孕育创意性的生活

1) 休息

疲劳分为肉体疲劳和精神疲劳。通过休息可以恢复肉体疲劳。从休息的观点来看，具体有确保睡眠时间、减少工作时间外的事情。"健康日本 21"中的目标是减少"没有通过睡眠充分休息的人"的比例，减少"每周劳动时间 60 小时以上的就业者"。当然，睡眠不仅是时间问题，还要确保最低限度的时间。另外，劳动时间多，自然睡眠时间就少。为了确保睡眠时间，要减少工作之外的劳动时间。从疲劳恢复角度看，每天要有连续 11 小时以上的休息时间。一周内要有连续 24 小时以上劳动时间外的休息。需要有这样的劳动条件：从回到家里到第二天去公司上班，这之间应该有 11 小时以上的时间，另外，周末前一天（11 小时以上）加上周末（24 小时），共计 35 小时以上在自己家度过。

工作时间外的劳动通过《劳动基本法》规定了限度基准、限定在每月 45 小时或 60 小时等，但实际上超过基准的从业人员很多。尤其是和国外比较，日本的该比例高，已成为社会问题。近年有研究指出，工作时间外劳动（加班）和脑、心血管疾病及抑郁症有关。《劳动安全卫生法》[①]规定用人单位有义务要让月平均 80 小时以上或单月 100 小时以上的工作时间外劳动的工作人员与医生面谈。最近，厚生劳动省在劳动局重新配置负责长时间劳动问题的劳动标准监督官，强化对企业的监督。长时间劳动导致脑、心血管疾病及抑郁症高发，同时，也导致因工作而无法顾及家庭甚至造成了少子化。

2) 养

养是养好精神以备明日。休息是消除身体疲劳，而养是通过兴趣、体育活动等身体活动放松心情或通过放松、消遣使心理达到轻松状态。

运动可增加肉体疲劳，但会减少精神疲劳。有通过运动可使内啡肽上升的说法，以此引起愉快感，即所谓高度兴奋（如马拉松等造成的情绪高涨状态）。通过运动可以获得满足感和爽快感。平日有运动习惯的人通过运动可以获得δ波[②]的深

---

① 《劳动安全卫生法》：与《劳动基本法》相辅相成，其目的是确保劳动现场工作人员的安全和健康，同时要促进形成舒适的生产环境。

② δ波：α波范围为 8～13Hz，δ波范围为 0.5～3Hz，深度睡眠时可以显现。

度睡眠，缩短入眠时间。但是，没有运动习惯的人做激烈运动会适得其反。因此，从休养的角度看，运动要适合自己的运动能力。另外，运动的爽快感会遮掩疲劳，因此要多加注意。

和自然接触的放松运动会缓和交感神经亢进，形成副交感神经为主的状态。

（2）睡眠

2014 年厚生劳动省修改《维护健康睡眠指南》，制作了"睡眠 12 条"（表 8-3）。睡眠是休养的根本，是必不可少的。睡眠障碍和各种疾病有关，也是危险因子。

表 8-3　2014 年《维护健康睡眠指南》——睡眠 12 条（厚生劳动省）

1. 保持良好睡眠，做到身心健康
2. 适当运动，吃好早饭，睡眠和觉醒要掌握好尺度
3. 良好睡眠会预防生活习惯病
4. 睡眠的休养对心理健康很重要
5. 顺应季节和年龄，良好睡眠使白天不会无精打采
6. 良好睡眠，创造环境也很重要
7. 年轻人应避免熬夜，保持人体生物钟节奏
8. 工作年龄层的人要缓解疲劳，提高效率，每天保持睡眠充分
9. 中老年人把握好早晚节奏，白天适当运动以保持好睡眠
10. 困了就睡觉，不要晚起床
11. 要注意和平时不同的睡眠
12. 睡不着不要忍耐痛苦，及时向专家咨询

1）昼夜节律（circadian rhythm）

人等哺乳类动物的体内生物钟在下丘脑的视交叉上核，大约 25 小时为一个周期。通过体内生物钟形成了睡眠、内分泌、循环动态等各种各样的生理功能周期。另外，体内生物钟可通过光的明暗等来自行调整。通过视交叉上核的信息，松果体会分泌褪黑素。血中褪黑素浓度白天低，晚上高，和睡眠密切相关。最近，作用于褪黑素受体的药物雷美替胺（ramelteon）作为改善睡眠的药物被人们所使用。

2）非快速眼动睡眠和快速眼动睡眠

睡眠周期分为眼球不快速运动的非快速眼动睡眠（non-rapid eye movement sleep）和快速眼动睡眠（rapid eye movement sleep）。根据脑波状态分成 4 个阶段。大脑镇静处于熟睡状态，即"脑的睡眠、酣睡"状态。而快速眼动睡眠是闭着眼但眼球在转动，身体松弛而脑处于活动状态，这是人在做梦。非快速眼动睡眠和快速眼动睡眠约一个半小时为一个周期。有睡眠障碍的抑郁症患者入睡后非快速眼动睡眠转换到快速眼动睡眠的时间缩短，没有熟睡感。

3）睡眠障碍

根据睡眠障碍的国际分类标准，失眠症有入睡困难、中途觉醒、熟睡障碍等睡眠维持困难及早晨早醒，这种情况对白天生活质量会产生影响。总之，夜间睡眠不好会影响白天的生活质量。

A. 入睡困难　就是所说的"躺到床上很难入睡"，入睡需要时间很长，本人感到很痛苦。有时是因为精神压力导致的交感神经活跃。另外，还有昼夜节律障碍的睡眠期延迟综合征（DSPD）所引起的入睡困难。表现为凌晨2点乃至4点后才有睡意，而起床时间是第二天中午，由此会造成不上学、不上班等，给社会生活带来困难。对应疗法有高照射光疗法、黑素疗法等。平日忙于工作，睡眠时间短，周末睡到中午，就会表现为睡眠延迟，可能导致下一周身体状态都不好。

B. 中途醒的熟睡障碍　前期快速眼动睡眠时常常醒来。伴随着年龄的增加，深度睡眠期变短，也可能是由于睡眠呼吸暂停综合征和周期性四肢运动障碍等疾病。鉴别是什么疾病所致很重要。

C. 早晨早醒　一般中老年人早醒频度较高，尤其和抑郁症有关。

4）引起睡眠障碍的疾病

A. 睡眠呼吸暂停综合征（sleep apnea syndrome，SAS）　由睡眠时呼吸道狭窄、闭塞导致呼吸反复停止，形成夜间低氧血症。白天有难耐的困意，夜晚睡眠中会多次中途醒来，是高血压、糖尿病等生活习惯病的合并症，是缺血性心脏病等动脉硬化的危险因子。治疗方法有口腔内装置器具和夜间穿着持续气道正压通气（continuous positive airway pressure，CPAP）器。

B. 下肢不宁综合征（restless leg syndrome，RLS）及周期性四肢运动障碍　下肢不宁综合征又名"不宁腿综合征"和"腿多动综合征"。晚上上床睡觉时或不动时下肢痒，不能静止不动，会导致入睡困难或中途醒来。周期性四肢运动障碍是睡眠中下肢肌肉反复收缩仿佛在做踢腿运动。这种病和神经传导物质多巴胺功能下降有关。

3　疲劳

疲劳指"身体或精神连续承受负担时所显示的身体或精神上的效率低下"。木谷对疲劳的定义为"疲劳是由于过度的肉体的、精神的活动产生的独特的病态不快感和有休息要求的身体及精神功能的减弱状态"。病态的不快感和需要休息的欲望是疲劳感的自觉症状，与疼痛、发热一样是身体发出的一种重要信号。所以，疲劳可以说是伴随有疲劳感的一种功能的下降，相对来说可以理解为生理现象，但是疲劳感属于自觉症状，归根到底是主观感觉。从这一观点上看，疲劳的测定和评价是很复杂的，其发生机制也不可一概而论。

（1）疲劳的发生机制

最近有很多关于疲劳发生机制的研究，其中多数认为疲劳就是神经-免疫-内分泌系统的体内平衡（homoeostasis）失调。身体负荷增加，细胞内活性氧会增加。细胞发生障碍会导致免疫系统变化，产生细胞因子。这些细胞因子可能成为从身体到脑的一种疲劳信号。另外，活性氧及细胞因子增加会带来脑内神经系统恒常性下降，引起自主神经系统失调。有报道称疲劳感是脑内前额叶感知到的，慢性疲劳综合征（CFS）患者的前额叶功能下降已被查明，但是这些疲劳感与高度兴奋时的内啡肽参与控制的"回路系统"，或者成就感、欲望等神经回路因素密切相关。也就是说，疲劳感会被"回路系统""工作价值"等掩盖，其客观评价很难。另外，掩盖疲劳感会有积累疲劳的危险性。

（2）疲劳测算

疲劳是伴随疲劳感的"功能下降（performance）"，对疲劳进行评价时，最好应将"疲劳感"和"功能"分开（表8-4）。

表 8-4　疲劳评价项目、效果判定举例

自主神经	LH/HF（自主神经平衡）
	HF%
	LH%
	心电图 RR 间隔、加速脉冲波 aa 间隔的 CV 值（变动系数）
氧化应激	8-羟基脱氧鸟苷
	8-异前列烷（8-isoprostane）
	d-ROM（氧化压力）
	BAP（抗氧化力）
免疫、细胞因子	TGF-β（转化生长因子-β）
	HHV6（人疱疹病毒 6 型）
	HHV7（人疱疹病毒 7 型）
工作负担上的功能	反应时间
	试行数
	正确回答率
	误答率
睡眠指标	睡眠功率
	睡-醒节奏
	睡-醒时的活动度

主观指标	疲劳的 VSA
	Chalder 疲劳量表（Chalder's fatigue scale）
	PS（performance status）

疲劳感的评价可以使用水平线上标识的疲劳感视觉模拟评分法（visual analogue scale，VAS）[①]。作为疼痛评价最广泛使用的方法之一的 VAS，是日本疲劳学会应用、制作的用于疲劳感评价的方法。

此外，主观评价疲劳尺度的疲劳影响量表（fatigue impact scaie，FIS）是 Fisk 等开发的，由 40 项构成。其中，认知领域 10 项，身体领域 10 项，社会领域 20 项。另外，有 14 项提问，分 4 种程度回答的问卷，即 Chalder 疲劳量表（Chalder's fatigue scale）。除此之外，功能状态（performance status，PS）用于 CFS 的疲劳、怠倦的程度判定。

作为运动负荷来进行功能评价可以使用测力器的方法。除此之外，关于生理学评价方法，有在电脑屏幕上从"1"开始依次随机点击出现的数字，以测定其反应时间的 ATMT（advanced trail making test）方法，以及通过加速脉冲波[②]进行的自主神经功能评价方法（aa 区间变异系数，频率分析）。加速脉冲波的检查可以把指尖放到检查器上，通过对指尖的容积脉冲波分析反映自主神经功能的检查简便无创伤。

关于生化检查。作为人的氧化应激标志，尿中的 8-异前列烷和 8-OHdG 的测量敏感度很好，测定值的变化小且很有价值。此外，氧化应激值测定还有活性氧代谢产物（reactive oxygen metabolites-derived compounds，d-ROM，体内经过活性氧和自由基引起氧化反应的脂类、蛋白质、氨基酸、核酸等物质的总称），抗氧化值测定还有生物抗氧化潜力（biological antioxidant potential，BAP；血中控制抗氧化物质的活性酶、自由基的氧化能力测量）。有报告指出，在这些研究中健康人精神工作负担模型（急性疲劳状态）的 d-ROM、BAP 都上升，产业疲劳者（亚急性疲劳状态）中，d-ROM 上升、BAP 正常，CFS 患者中 d-ROM 上升的同时、BAP 下降。在健康人中，急性负荷导致氧化应激值上升，但同时控制它的抗氧化力也上升。产业疲劳者 BAP 保持不变，通过休息可以改善氧化应激。但是，若氧化应激的亢进状态持续，抗氧化力就会下降，成为 CFS 等病态疲劳状态。其他细胞因子如 INF、TGF-β的测定，还有唾液中的 HHV6（人疱疹病毒 6 型）、HHV7（人疱疹病毒 7 型）的定量可以使用，但这些都不属于医疗保险报销范围。

---

① VAS：这种方法是让被实验者将疼痛的程度在 100mm 水平直线上做标记，用这个长度来把疼痛的程度数值化。

② 加速脉冲波：光电式指尖容积脉冲波的二次微分波。一次微分波是速度波。

短评 8-1　慢性疲劳综合征（CFS）

　　一直健康生活的人，由于各种压力，某一天突然不知为何感到浑身疲倦，之后，不仅是疲劳，还有微热、头痛、虚脱无力、思考力下降、抑郁等表现，并长期持续，因此，不能过正常生活，即为 CFS。此外，还有肌肉疼痛、关节痛、喉咙痛、睡眠障碍、颈部淋巴结肿大、肌肉无力等症状。诊断方面，现在没有诊断 CFS 的特殊检查标识，需要鉴别构成疲劳原因的器质性疾病和病症。治疗上有中药、维生素、选择性 5-羟色胺再摄取抑制剂（selective serotonin reuptake inhibitor，SSRI）/5-羟色胺和去甲肾上腺素再摄取抑制剂（serotonin & norepinephrine reuptake inhibitor，SNRI）等精神治疗药，还有认知行动疗法和运动疗法。原因不明的慢性疲劳患者居多。现阶段有一些活性氧、自主神经功能检测、近红外线分光光谱、DNA 芯片等能客观评价疲劳的方法。为了患者，今后需要能够从灵敏度和特异度方面做出客观评价的标准。

（3）抗疲劳物质

　　抗氧化物质可以作为抗疲劳物质使用。维生素 E、抗坏血酸（维生素 C）、类胡萝卜素、泛醌（辅酶 Q）、多酚（polyphenol）、咪唑二肽等被认为是抗氧化物质。

4　吸烟

（1）吸烟对健康的影响

　　日本成年男子吸烟率在发达国家中是很高的，近年年轻女性和未成年者吸烟率也在上升，这些问题都要综合起来看待（表 8-5）。烟里含有很多引发癌症的有害化学物质，从日本和英国吸烟者和终身不吸烟者的比较数据看，吸烟者比终身不吸烟者的平均寿命缩短了 10 年，30 岁戒烟的人比持续吸烟者平均寿命延长了 10 年。

表 8-5　吸烟率（%）的推移

年份	性别	20～29 岁	30～39 岁	40～49 岁	50～59 岁	60 岁及以上	全年龄段
1965	男	80.5	84.7	86.7	81.4	74.6	82.3
	女	6.6	13.5	19	23	23	15.7
1975	男	81.5	77	76.3	78.6	65.8	76.2
	女	12.7	13.5	15.7	17.9	16.8	15.1

年份	性别	20～29 岁	30～39 岁	40～49 岁	50～59 岁	60 岁及以上	全年龄段
1985	男	71.8	70.2	63.1	63.3	55.2	64.6
	女	16.6	14.2	13.2	12.6	12.4	13.7
1996	男	63.4	63.3	62.1	54.8	44.7	57.5
	女	20.3	20.6	14	11	7.8	14.2
2006	男	44.4	48.7	48.4	46.4	28	41.3
	女	18.8	17.7	16.9	12.1	5.5	12.4
2016	男	27.2	35.1	38.2	34.9	22	29.7
	女	8.9	12.3	14.8	14.2	5.7	9.7

1）癌症

吸烟对健康的影响首先应考虑到的是患癌。最近，厚生劳动省的报告指出了吸烟和癌症的因果关系，认为肺、口腔、咽喉、喉头、鼻腔、鼻旁窦、食管、胃、肝、胰、膀胱及子宫颈和癌症的关联是"科学证据充分肯定的因果关系"（等级1）。另外，吸烟和大肠癌、乳腺癌、肾盂癌及肾细胞癌、前列腺癌及急性骨髓性白血病的因果关系是"科学证据有显示但不充分"（等级2）。因此，科学证明吸烟容易患各种癌症。

2）动脉硬化性疾病

众所周知，吸烟是冠状动脉疾病等动脉硬化性疾病的危险因子。在血管最内层的血管内皮细胞，在内皮型一氧化氮合成酶（eNOS）的作用下可产生一氧化氮（NO），其有血管扩张作用。由于吸烟造成氧化应激状态持续，血管内皮的NO产生就会降低，从而引起血管失弛缓和血管收缩。并且，氧化应激会造成血管慢性炎症进展，导致动脉硬化产生或恶化，从而引发各种动脉硬化性疾病。吸烟和缺血性心脏病、脑卒中、腹部大动脉瘤及末梢性动脉硬化症的关系，同样判定为等级1。

冠状动脉疾病等的危险因子除吸烟外还有糖尿病。吸烟与2型糖尿病发病的关系同样判定为等级1。我们知道，吸烟使从脂肪组织分泌出的脂肪细胞因子[①]（adipocytokine）的脂连蛋白（adiponectin，ADPN）减少，从而导致胰岛素抵抗升高。因此，吸烟会增加糖尿病的发生概率，而对于已经患有糖尿病的人可能会使病情恶化。吸烟会使糖尿病的治疗抵抗升高，增加合并症并且使病情恶化。因此，吸烟会直接导致动脉硬化发病危险因子上升，并且，糖尿病也会使发病危险因子上升。糖尿病吸烟者心血管死亡风险增高。

---

① 脂肪细胞因子：是从脂肪细胞分泌出来的生理活性物质。有蛋白，瘦蛋白（leptin），TNF-α，PAI-1（plasminogen activator-1，纤溶酶原激活物抑制剂-1）等。

3）呼吸系统疾病

吸烟和呼吸系统疾病，如慢性阻塞性肺疾病（COPD）、呼吸功能低下及结核死亡的关联同样也判定为 1 级。COPD 除肺以外还会影响全身，诱发各种合并症，因此，最近也将其视为影响国民健康的全身性疾病。COPD 的最大危险因子是吸烟。吸烟后气管和肺泡的防御功能受到影响，组织受到伤害，炎症细胞慢慢侵蚀肺组织，导致呼吸功能下降，直至发生 COPD。除去大气污染的影响和 α_1 抗胰蛋白酶（α_1-antitrypsin）缺乏症等特殊病例，如果不吸烟，则发生 COPD 的可能性很低。COPD 的诊断要通过肺功能检查 1 秒率是否减少。最近在有的企业健康检查时也实行了检查 1 秒率。

4）牙周病

吸烟和牙周病的因果关系同样判定为 1 级。有报道显示，吸烟是牙周病及牙齿脱落的重要危险因子，"健康日本 21"号召日本国民为了牙齿健康要充分了解吸烟对健康影响的相关知识，并且指出对牙周病患者进行戒烟指导十分重要。

（2）尼古丁依赖症

烟对人体的影响除这些有害性外，还有依赖性。烟在习惯性方面和药物、乙醇等一般的依赖性物质有同样特征。尼古丁依赖症的机制与多巴胺有关，尼古丁和大脑里的 $\alpha_4\beta_2$ 尼古丁受体结合，会释放出使人产生快感和幸福感的多巴胺物质。尼古丁依赖症要经过从开始到数年后的三个阶段：①开始吸烟；②尼古丁作用于多巴胺系统使得吸烟持续；③因为有戒烟症状（人离开药物后的身心反应症状）而很难完成戒烟。成人吸烟五年左右就可形成习惯，之后几乎每天吸烟。

（3）戒烟

戒烟大致有三种情况：①依靠个人意愿及周围人的支持来戒烟；②使用在药店能买到的尼古丁口香糖或尼古丁药片等一般医药品辅助进行戒烟；③被医生诊断为尼古丁依赖症，通过使用健康保险来戒烟。现在，尼古丁依赖症的健康筛查测试（tobacco dependence screener，TDS）是诊断戒烟治疗保险中尼古丁依赖症的诊断基准，TDS 评分在 5 分以上通常会被诊断为尼古丁依赖症。近年来，$\alpha_4\beta_2$ 尼古丁受体阻碍作用和选择性部分作用的药物伐尼克兰（varenicline）作为口服戒烟辅助药物，在戒烟门诊可以作为处方。伐尼克兰的特点是和尼古丁制剂同样可使脑分泌出多巴胺从而减轻戒烟症状（人离开药物后的身心反应症状）。有报告指出伐尼克兰在国内的临床试验显示其使戒烟容易程度变为原来的 2 倍。在禁烟门诊进行呼吸中的一氧化碳浓度测试，进行戒烟行动检测，同时给予药物治疗，并且辅以医务人员的戒烟支援和心理疏导。

（4）被动吸烟

《健康增进法》第 25 条将被动吸烟定义为"在室内及类似环境被迫吸入其他吸烟者的烟"。烟有从烟嘴部位吸入的主流烟和从烟头冒出的侧流烟。近年把吸烟者吐出的烟也称为侧流烟（二手烟）。关于被动吸烟者和疾病的关系，如肺癌、缺血性心脏病及脑卒中同样被判定为 1 级。

日本通过 2003 年《健康增进法》的制定及 2015 年《劳动安全卫生法》的部分修改，使防止被动吸烟成为国民的义务。另外，有些地方政府施行了被动吸烟禁止条例。但是，现在在室内还没有普遍施行禁烟。

（5）无烟香烟、电子香烟、加热式香烟

现在可以买到无烟香烟、电子香烟和加热式香烟。无烟香烟指烟末经鼻子吸入或经牙龈吸收的"鼻烟"和直接咀嚼烟叶的"嚼烟"。这些无烟香烟对被动吸烟是有效的，但是对使用者的健康影响（患癌性）被判定为 1 级。但是，在广泛使用口腔用无烟香烟的瑞典，最近肺癌发病率有降低倾向，这暗示了无烟香烟与燃烧型香烟相比可能会减少吸烟引发的相关疾病。

在日本国内，电子香烟含有尼古丁，根据《药品医疗器械法》，其销售受到限制，若想买需从国外进口。电子香烟和一般的香烟相比有害成分少，但是产生的蒸汽含有致癌物质。

加热式香烟不燃烧烟叶，吸入的是电加热产生的尼古丁。与一般燃烧香烟相比，焦油等有害物质低，而且侧流烟（二手烟）产生少，对被动吸烟有效。而对吸烟者有多大影响现在还不明确，今后还要积累数据。

5　饮酒

（1）饮酒的现状

乙醇饮料作为生活、文化的一部分不可缺少，但是，它有使疾病风险上升、产生乙醇依赖性、孕妇对胎儿的不良影响、对未成年人有不良影响及导致醉酒等特点。乙醇相关的问题不仅和健康有关，还有交通事故等社会问题，WHO 建议要采取综合对策。另外，从 2013 年开始的"健康日本 21"致力于控制饮酒导致生活习惯病的人的比例，到 2022 年，其目标男性定为 13.0%，女性定为 6.4%。2014 年国民健康营养调查显示，该比例男性为 15.8%，女性为 8.8%，仍处高位。鉴于这种情况，日本在 2014 年实施了《乙醇健康障碍对策基本法》，2016 年制订了《乙醇健康障碍对策推进基本计划》。国家根据《乙醇健康障碍对策推进基本计

划》，有计划地综合性地推进健康障碍对策，正确普及饮酒带来风险的知识，促进对乙醇依赖症的正确理解和早期介入，充分意识到各地方的相关机构应相互合作、完善协商体制和健康恢复支援体制。

厚生劳动省在"健康日本 21"中给出定义，"纯乙醇量每天平均饮用量 20g左右"视为有节制的适度饮酒，"每天平均饮用量超过 60g"视为多量饮酒。这里所说的纯乙醇量60g，大概相当于啤酒中瓶3瓶，日本酒不到3瓶，25度烧酒300ml。有报道多量饮酒的成年男性比例为 4.1%，成年女性比例为 0.3%。另外，依日本的饮酒状况，从年代、性别上看 30 岁以上男性的饮酒量多。

（2）饮酒造成的脏器损伤

乙醇在肝脏通过醇脱氢酶（ADH）的作用分解成乙醛。乙醛通过乙醇脱氢酶2（ALDH2）分解成乙酸，乙酸转变为乙酰 CoA，在 TCA 循环等经过过氧乙酸分解成水和碳酸气体排出体外。代谢中产生的乙醛毒性大，会导致恶心、头痛等"宿醉"。ALDH2 缺损通过 ALDH2 基因的点突变[①]分为正常型、杂合型和突变型的等位基因组合。突变型多半完全不能饮酒。杂合型可以喝酒，但喝一点儿就脸红。日本人 40%以上属于杂合型或突变型。乙醇代谢的主要器官是肝脏，乙醇造成的障碍是在代谢过程中生成的脂肪、糖类、氨基酸和核酸代谢障碍等的可逆性障碍，加上乙醛和氧化应激增加，会波及整个身体造成多种脏器障碍（表 8-6）。

表 8-6　主要的乙醇相关问题及对身心的影响

时期	影响
出生前、婴幼儿期	· 胎儿乙醇综合征 （妊娠中的胎儿因摄取乙醇导致脑功能等发育障碍） · 受虐待 · 经过母乳摄取乙醇
少年期、青年期	· 急性乙醇中毒 · 对成长期脏器的不良影响 · 乙醇、药物乱用 · 走上歧途
成年以后	
对心理和精神的影响	丧失自信、自尊心下降、抑郁加重、不安症状加重、睡眠障碍、乙醇依赖、睡眠障碍、自杀风险增加

---

① 点突变：指遗传物质 DNA 和 RNA 的碱基 G、A、T、C 中，一个碱基突然被另一个碱基置换而发生的变异。

续表

时期	影响
成年以后	
对身体的影响	乙醇性认知症、韦尼克-科尔萨科夫综合征
	乙醇性小脑变形症
	口腔癌、慢性咽喉炎
	食管炎、食管癌、食管静脉瘤
	血液成分中出现的异常（乙醇性代谢异常）
	脂质异常症、高乳酸血症、高尿酸血症、高血糖、低血糖、心肌病、心律失常
	马洛里-魏斯（Mallory-Weiss）综合征
	急性胃炎、急性胃溃疡、胃静脉瘤、出血性糜烂
	脂肪肝、乙醇性肝炎、肝硬化
	造血功能障碍（贫血、凝血异常）
	十二指肠炎、十二指肠溃疡、乳头炎
	急慢性胰腺炎
	小肠炎、小肠黏膜异常（吸收不良综合征）
	流产、胎儿乙醇综合征
	末梢神经症（多发性神经病）
	特发性股骨头坏死
	手掌红斑、蜘蛛状血管肿、女性化乳房、睾丸萎缩、阳痿
职业上的问题	缺勤、休假、失业
	生产效率下降
	工作上事故
	丧失信誉
社会上的问题	语言暴力、纠纷
	刑事案件
	酒驾
	事故、受伤
	呕吐弄脏环境
家庭问题	不和、离婚
	家庭暴力（DV）、虐待儿童
	经济问题
	孩子成长上的问题

　　由于长期大量摄取乙醇会引起乙醇依赖症、腿脚麻木、行走困难等。大量饮酒者很难充分摄取营养，会引起维生素 B_1 缺乏和维生素 B_{12} 缺乏等维生素缺乏症和营养障碍。

　　1）对消化系统的影响

　　乙醇对脏器的影响多种多样，尤其是乙醇性肝障碍被高度公认与乙醇相关。乙醇性肝障碍通常是 5 年以上过度饮酒（每天纯乙醇摄入男性 60g 以上，女性 40g 以上）所导致的，乙型肝炎和丙型肝炎及疑似自我免疫性肝病的检查值都是阴性，但通过禁酒，血清 AST、ALT 及 GGT 值明显改善。饮酒持续，首先会导致乙醇性脂肪肝。常饮酒者有 10%～20%会发展成脂肪肝。

　　最近，没有饮酒习惯者的非乙醇性脂肪性肝疾病（nonalcoholic fatty disease，NAFLD）及 10%左右发展成为肝硬化、肝癌的进行性非乙醇性脂肪性肝炎（nonalcoholic steato hepatitis，NASH）成为话题。酒精性肝障碍一般有 AST/ALT>1 的检查异常值及 GGT 值升高。另外，非乙醇性脂肪肝会有 AST/ALT<1 的检查值。饮酒者末梢血液检查平均红细胞体积（mean corpuscular volume，MCV）多半显示增加，有助于区分饮酒者。乙醇性肝炎经过乙醇性纤维症转变为乙醇性肝硬化。乙醇性肝硬化有时会变为肝功能不全或肝癌。

　　另外，饮酒可能会导致慢性胰腺炎、马洛里-魏斯（Mallory-Weiss）综合征、胃食管反流、急性胃肠炎、吸收障碍等各种消化器官疾病。

　　2）患癌风险

　　WHO 的国际癌症研究机构（International Agency for Research on Cancer，IARC）提供的结果显示，乙醇性饮料会导致口腔、咽、喉、食管、肝脏、大肠及女性乳房的癌症。有报道食管癌和 ALDH2 异质型的饮酒有关联。少量饮酒脸色发红者，如果持续大量喝酒，会因乙醛引发癌变导致食管癌。

　　3）饮酒对循环系统的影响

　　大量饮酒会引起脉搏不齐和心肌疾病。少量饮酒也会增加高血压、脑出血的风险。饮酒对血压的影响也是一把双刃剑，饮酒后酩酊大醉数小时内会使血压下降，心率上升，之后血压会恢复至原来水平，但连续这样做会导致血压慢慢上升。另外，对于缺血性心脏病、脑梗死患者，和非饮酒者比较，少量饮酒者反而风险低，饮酒量增加则风险增加，即呈现出 J 形曲线。少量或适量的乙醇摄取会改善血清脂质（HDL-C）、糖耐量，可能会降低脑梗死及缺血性心脏病的发病率。但是，最近的分析报告也否定少量、中量饮酒对心血管有保护效果，关于饮酒对心血管的保护效果还需今后继续研究。

短评 8-2　非酒精性脂肪性肝炎

　　脂肪肝性肝疾病是中性脂肪沉积在肝细胞上引起的肝障碍疾病的总称。没有明显饮酒经历的（乙醇量 20g/d 以下）脂肪性肝疾病称为非酒精性脂肪性肝疾病（NAFLD），其中 80%～90%是预后良好的单纯性脂肪肝，10%～20%是 NASH。氧化应激和胰岛素抵抗性等和 NASH 发病有关系。肥胖和生活习惯不良的 NASH 病例，病情会发展到肝硬化乃至肝癌。日本的肝癌以前大多数是丙型肝炎等病毒性肝病导致的，现在，NASH 等脂肪性肝炎引起的非病毒性病例在增加。尤其是 2014 年开始使用对丙型肝炎有效的直接作用型抗病毒药以后，其发展成肝癌的病例开始减少，这进一步提高了肝癌对策中应对 NASH 的重要性。对 NAFLD 治疗的原则是饮食疗法和运动疗法，改善生活习惯。

4）饮酒对中枢神经、末梢神经系统的影响

急性中毒包括短时间大量饮酒可能导致死亡的急性乙醇中毒。另外，长时间大量摄取会显现出乙醇性认知症、腿脚麻木、行走困难、维生素 B_1 缺乏的韦尼克-科尔萨科夫综合征。

（3）乙醇性神经疾病

1）乙醇依赖症

乙醇性神经疾病有乙醇依赖症。乙醇依赖症是因喝酒获得的精神上、肉体上的药理作用导致无法控制意志的饮酒行为反复。这种乙醇障碍不仅会发展成为脏器障碍等身体疾病，甚至会威胁到社会、人的立场与信誉。WHO 推测乙醇滥用、乙醇依赖的未治疗率非常高。乙醇依赖症（表 8-7）在其过程中会引发乙醇相关疾病，同时会出现精神和身体的依赖症状，所以，要以本人为中心采取全面措施。

表 8-7　新久里滨式乙醇依赖症筛查测试（KAST，适用于男性）

最近 6 个月期间是否有以下情况？

1. 一日三餐几乎是按时进行
2. 诊断出糖尿病、肝病还有心脏病，接受过治疗
3. 常常是不喝酒就不能睡觉
4. 常有"宿醉"而不去上班或不遵守约定的情况
5. 感觉到戒酒的必要性
6. 常被人说不喝酒的话是个很好的人
7. 有过瞒着家人喝酒的事
8. 家里没酒时会出汗、手发抖、坐立不安及睡眠不好等，很痛苦
9. 有过几次早晨和中午饮酒的经历
10. 自己认为还是不喝酒生活会好些

注：合计 4 分以上者疑为乙醇依赖症。

2）性别差异、年龄的影响

同样的饮酒量，女性的血中乙醇浓度容易高，并且，女性喝酒也容易引起肝障碍和抑郁等神经性合并症，因此，从开始习惯饮酒到乙醇依赖症所用的时间女性要比男性短。另外，无论男女，饮酒开始年龄越早患依赖症的风险越高。母亲在妊娠期饮酒，胎儿就接触乙醇，其成长期或成人后容易发生攻击性行动、抑郁症、情绪不稳定，使用药物也容易发生上述问题。

（4）饮酒对年轻人的影响

"大脑不适应乙醇""喜欢危险的喝法"等情况，可能会发生急性乙醇中毒且到中老年以后可能会发展成为乙醇依赖症。另外，脑萎缩和第二性征发育迟缓等

风险会增加。有报道显示，和中年男性比，尤其是年轻男性，尽管血中乙醇浓度低，但其也容易发生交通事故和暴力事件。

（5）醉酒的影响

代表性的醉酒分类，有 Binder 根据症状学的观察分类。此分类将醉酒分为单纯醉酒和异常醉酒，而异常醉酒又可分为复杂醉酒和病态醉酒。异常醉酒的基础和诱因有遗传因素、乙醇依赖症、脑挫伤和脑梗死等大脑器质性障碍、极度疲劳和衰弱状态等，容易反复发作，导致事件及事故等，所以醉酒已经成为一个社会问题。

1）单纯醉酒

为适应血中乙醇浓度的通常范围内的反应。无异常兴奋、无认知识别障碍、无外表失态。

2）复杂醉酒

情绪刺激性高涨，异常兴奋，长时间持续。平时被抑制的脑功能冲动和脑未成熟功能被乙醇激活。记忆断断续续，仍保持大概的记忆。

3）病态醉酒

有意识障碍，产生幻觉，认知识别丧失，无法把握状况。反复进行周围人不理解的行动，有幻觉妄想，对周围状况完全不清楚。

（6）乙醇量

根据饮酒习惯，酒中所含乙醇浓度各种各样。乙醇对身体和精神的影响不取决于饮酒量，而是取决于摄取的纯乙醇量，因此，了解纯乙醇量，可以推定饮酒的影响和持续时间，将其有效用于乙醇相关的治疗和生活指导。

1）乙醇量的计算

乙醇度数表示体积百分比。通常纯乙醇量用克（g）表示。5%的啤酒 500ml 含有的纯乙醇量，乙醇比重也应考虑在内，通常计算如下

$$酒量（ml）×度数或\%/100×比重=纯乙醇量$$
$$500×0.05×0.8=20（g）$$

2）基准饮酒量

以往在日本，基准饮酒量使用"单位"。1 单位相当于日本酒 1 合，是 20g 的乙醇量。但是，美国 1 杯（drink）是 14g、英国 1 杯是 8g，所以，近年有人提出 1 杯=10g 这样的基准量。

3）各种酒的 1 杯

基准饮酒量是为了把握所饮真正的乙醇量，它对测定乙醇分解的时间也有用（表 8-8）。

表 8-8　各种酒的 1 杯（drink）

酒的种类（基准，%）	酒量（ml）	大概的标度
啤酒、发泡酒（5%）	250	中瓶、罐装的一半
低浓度烧酒（7%）	180	1 杯或 350ml 罐装的一半
烧酒（25%）	50	—
日本酒	80	0.5 合
威士忌、杜松子酒（40%）	30	单个 1 杯
葡萄酒（12%）	100	葡萄酒杯不足 1 杯

短评 8-3　虚弱（frailty）

　　近年来，日本老年医学会将老年人肌肉和活动能力降低的状态称为虚弱，并且提倡这一说法。根据此说法，虚弱是指到老年期生理储备能力降低，对压力的脆弱性亢进，生活功能发生障碍，需要护理的状态，容易陷入病入膏肓的濒死状态，肌肉力下降导致动作失去敏捷性，容易跌倒等；除了这些身体上的问题，还有精神上的问题，如认知功能障碍、抑郁等精神和心理问题，还包括独居、经济窘困等社会问题。肌肉减少症（sarcopenia）是由于年龄增加，肌肉量减少，肌力下降，广义上是指整个身体功能下降。中年以后，"储金""储肌""储菌"这 3 个"储"对延长健康寿命很重要。"储金"就不必解释了，"储肌"是指储存肌肉，由此可以预防虚弱和肌肉减少症，可以使糖尿病、梗阻性肺疾病得到预后改善。"储菌"是通过增加肠内益生菌来增强免疫力，延长健康寿命。

（7）日本今后的乙醇对策

　　2013 年开始的"健康日本 21"（第 2 次）制定了关于乙醇应该达成的三项目标：①和 2010 年的基准值比较，到 2022 年如果生活习惯病的风险提高，按照"健康日本 21"（第 2 次）定义的量（换算成纯乙醇为男性 40g/d 以上，女性 20g/d 以上），饮酒者的比例要削减 15%；②要杜绝未成年人饮酒；③要杜绝孕妇饮酒。日本于 2016 年制定了饮酒健康障碍对策推进基本计划。这个计划把乙醇依赖症及大量饮酒者、未成年人饮酒、孕妇饮酒等不恰当饮酒造成的身心健康障碍定义为"饮酒健康障碍"，并指出这不仅是个人的健康问题，同时也会对其家庭产生深刻影响，并且可能会产生重大社会问题。这个计划还把乙醇健康障碍及由此而产生的酒驾、暴力、虐待、自杀等问题定义为"饮酒相关问题"，这里还考虑到在实施饮酒健康对策时也要采取一些相关联的措施和支援。

参 考 文 献

（社）日本たばこ協会. 紙巻たばこ販売実績　2016.

影山任佐. 解説：精神医学　1982；24：855-66, 999-1007, 1125-40.

梶本修身. 疲労の生化学的バイオマーカー　医学のあゆみ, 2009；228（6）：659-63.

木谷照夫. 疲労の実態と研究の現状　疲労の科学　講談社, 2001.

小板橋喜久代. 臨床看護にリラクセーション法を取り入れることを目指して　*The Kitakannto Medical Journal*. 2015；60：1-10.

厚生労働省. 健康と喫煙　2016.

瀧村剛. アルコール関連問題を取り巻く世界の潮流と日本の動き　医学のあゆみ, 2015；254（10）：869-74.

田島世貴. 慢性疲労症候群　総合臨床, 2006；55：35-41.

中北充子.「リラクセーション」の概念分析　*Keio SFC Journal*, 2010；10：57-68.

日本うつ病学会治療ガイドライン　2016.

野島順三. 疲労病態における酸化ストレス, 抗酸化力の評価　厚生労働省研究報告, 2013.

松下延子. 安静法と簡易漸進的筋弛緩法のリラクセーション効果の比較　岐阜医療科学大学紀要, 2007；1：141-54.

渡辺恭良. 疲労のメカニズム　医学のあゆみ, 2009；228（6）：598-604.

Foulds, J., Ramstrom, L., Burke, M., Fagerström, K., Effect of smokeless tobacco（snus）on smoking and public health in Sweden. *Tobacco Control*. 2003；12：349-59.

Holmes, M. V., Dale, C. E., Zuccolo, L., et al. Association between alcohol and cardiovascular disease：Mendelian randomisation analysis based on individual participant data. *BMJ*. 2014；349：g4164.

Horne, J. A., The effects of exercise upon sleep：a critical review. *Biologic a Plsychology*. 1981；12：241-90.

How Tobacco smoke causes disease, the biology and behavioral basis for smoking-anttributable disease. U. S. Department of Health and Human Services. 2010.

Monographs on the evaluation of carcinogenic risks to humans. Vol. 96, Alcohol beverage consumption and ethyl carbamate（urethane）, IARC, Lyon, 2010.

Nakamura, M., Oshima, A., Fujimoto, Y., et al. Efficacy and tolerability of varenicline, an alpha4beta2 nicotinic acetylcholine receptor partial agonist, in a 12-week, randomized, placebo-controlled, dose-response study with 40-week follow-up for smoking cessation in Japanese smokers. *Clin Ther*. 2007；29：1040-56.

Russrl, M., The smoking habit and its classification. *Practitioner*. 1974；212：781-800.

Tajima, S., Yamamoto, S., Tanaka, M. et al. Medial orbitofrontal cortex is associated with fatigue sensation. *Neurol Res Int*. 2010：671421.

厚生労働省. 生活習慣病予防のための健康情報サイト.

第 9 章 心 理 健 康

　　"mental health" 是心理健康的意思。当今是压力时代，这些压力导致的抑郁症等精神疾病的增加成为社会问题。人们认为学校里小学生的欺凌、虐待问题也和学校的压力有某种关系。另外，由于产业领域向第三产业转型、经济全球化及企业间的激烈竞争和产业结构变化等原因，公司职员要接受业绩考评并被迫加班，所以工作环境的压力也很大。

　　在这样的背景下，根据警察厅的统计，日本的自杀人数在 1998 年以后连续 14 年超过 3 万，这其中约 40% 是从业人员。基于这样的背景，厚生劳动省 2006 年研究制定了 "从业者心理健康保持、增进指南"，推进心理健康关爱；2015 年导入压力检测制度，着手解决压力原因的认定及缓解压力，改善工作环境；近年在工作环境改善上不仅注意到职业性压力等阻碍健康的消极因素，还鼓励嘉奖能够促进健康、工作活力及生产效率的积极因素。本章将解释说明与这种趋势相关的一些话题。

1　压力与健康

（1）压力

　　将压力导入医学领域的是 1930 年加拿大麦吉尔大学的汉斯•塞利埃教授。塞利埃将生物学的压力定义为 "生物体承受各种刺激后，为了应对这种刺激在体内产生障碍和防御反应"。生物体受到物理的、化学的甚至精神的有害刺激会发生非特异性反应，并产生扭曲，塞利埃称这些有害刺激为应激性刺激，称扭曲为压力。

　　并且，塞利埃把压力的生物学反应看作普遍性适应综合征[①]（general adaptation syndrome）。其可分为三种：①警告反应期；②抵抗期；③疲惫期。警告反应期是应激性刺激产生的身体紧急反应时期，其还可以进一步分为冲击状态和反冲击状态。冲击状态是对冲击没有适应的阶段。例如，在深林里和熊正面遭遇，被这种突然的应激性刺激冲击，体温-血压-血糖值下降，肌肉紧张，血液浓缩，急性胃溃疡发生，这些症状会持续几分钟至一天。反冲击状态是冲击的生物体防御反应

---

① 普遍性适应综合征：面对应激性刺激时，无论这种刺激属于何种类，为了保护自己，使自己适应，身体都会产生生理反应，这种生理反应称为普遍性适应综合征。在这个反应中，主要是腺垂体-肾上腺皮质系统的激素起作用。

高度表现的阶段，呈现肾上腺肥大、胸腺淋巴组织萎缩、血压-体温-血糖值上升、肌肉紧张增加等，开始生物体的适应现象。若压力继续则适应反应进入抵抗期，应激性刺激和抵抗力取得一定平衡，生物体防御反应完成。但是，如果能量消耗适应力渐渐下降，则进入疲惫期，应激刺激和抵抗力的平衡丧失，再一次显示和冲击状态相似的症状，出现血压和体温下降、胸腺淋巴组织萎缩、肾上腺肥大，最终死亡。如上所述，塞利埃解释说明了对急性应激刺激的反应。

（2）体内平衡和压力

对家里的问题、父母离异、工作环境恶化、贫困等比较长期的慢性应激性刺激的反应就是体内平衡崩溃。20 世纪 20～30 年代，美国哈佛大学的沃尔塔·卡农（Cannon WB）教授做出如下定义：与生物体的内部、外部环境因子的变化无关，生物体保持一定的性质或者状态称为体内平衡（恒常性）。慢性应激刺激传到下丘脑。下丘脑控制交感神经和副交感神经合在一起的自主神经系统和内分泌系统来维持生物体的平衡，此外，免疫系统保持身心平衡，从而维持体内平衡。如果长期施加过度压力，体内平衡丧失，就可能会得病。

压力导致的身体健康问题有上述的体内平衡丧失导致身体各部位发生器质性或者功能性障碍，这种状态称为心身疾病。心身疾病有头痛、高血压、心绞痛、月经紊乱、心律失常、消化性溃疡、肠易激综合征、高血糖、糖尿病、支气管哮喘、风湿性关节炎、甲状腺功能亢进、皮炎、荨麻疹、斑秃等。心身疾病治疗的有效方法有通过药物治疗来改善身体的器质性或者功能性障碍，也可通过放松[①]、运动来提高自主神经系统的功能，还可通过改善生活习惯、调整环境和精神疗法来缓和压力。

（3）压力和健康问题

压力造成的心理上的健康问题有抑郁症、神经疾病和失眠症等。抑郁症是由于脑内的神经传递物质血清素[②]不足，从而出现抑郁、不眠、疲倦、食欲缺乏、焦躁感、欲望下降、企图自杀等症状。治疗上多半使用 SSRI 和 SNRI 等抗抑郁药，有时也辅以让患者改变事物看法的"认知疗法"等心理治疗。神经疾病是感觉不安的心理疾病，表现为过于敏感和神经质，别人不放在心上的事情也感到不安，从而陷入坐立不安的状态。代表性特征有突然感到不安、呼吸困难、心脏剧烈跳动、恐慌、恐高、害怕聚会，对特定的事情感到恐怖，有拘泥于一件事情并持续做的"强迫症"。治疗方法有抗抑郁药、"自律训练法"等放松法及逐渐驯化不安

---

① 放松：所谓放松就是缓和紧张，重新找回精神平衡，意味着随意、歇口气、散心、休养。
② 血清素：是一种脑内神经递质，是在必需氨基酸——色氨酸的代谢过程中生成的，在脑、脾脏、胃肠、血清中含量很多。它可以控制其他的神经递质，如多巴胺（喜悦、快乐）和去甲肾上腺素（恐惧、吃惊）等，起到安定神经的作用。

的"行动疗法"等。失眠症有入睡困难、睡觉期间几次觉醒、不必要的早起之后就睡不着、感觉不能熟睡等表现，这样白天会感觉很疲劳，因此会造成事故或工作出差错，给生活带来障碍。治疗方法除使用安眠药药物疗法之外，还有养成良好睡眠习惯的睡眠卫生教育、高照度的光治疗法（为把睡眠时间带矫正到期望的时间带而进行强度在 2500 勒克斯以上的照射治疗）及改正对睡眠的错误想法和习惯的认知行动疗法等非药物疗法。

作为行动上的问题，乙醇依赖、赌博依赖、购物依赖、暴力、待在家里不与社会接触、不上学、自残行为等也是压力所导致的。

短评 9-1　催产素（oxytocin）的惊人效果及其产生方法

催产素出自希腊语的"快生产"，古人就知道它是与女性生育和养育子女有关系的激素。通过近年的研究，其惊人的效果不断被证实。其又称"幸福激素"，据说具有如下效果：产生幸福感、治愈心脑疾病、缓解压力；减少不安和恐慌心理、增加对别人的信赖感；变得热爱社交、对人有好奇心、希望和人交往；很想和人结成亲密的人际关系；学习欲望和记忆力增强；心脏功能提高，能预防感染症。催产素能有这么多好处，那么怎样才能促进其分泌呢？与配偶及恋人的肌肤之亲（性交、拥抱、亲吻、按摩等），与家人和朋友的愉快接触（一家团圆、唱卡拉 OK、聊天等），关心他人和接触抚摸爱犬等都可以促进催产素的分泌。另外，催产素滴鼻剂也被开发出来，有宣传说其有希望可以用于治疗自闭症。

（4）压力的积极理论

压力不只有消极的一面。凯利·麦格尼格尔提出以下积极说：人感到压力时会分泌压力激素——可的松。可的松分泌适量的话会产生身体紧张感，保护自己免受体外危机影响，有抑制炎症的作用。如果可的松分泌量多，免疫功能和自主神经功能会下降，就容易患抑郁症等神经性疾病和其他各种疾病。因此，就会分泌出具有抑制可的松作用的催产素。分泌催产素会助于疾病痊愈，患者会变得关心别人、信赖别人，还可提高社交能力和免疫力等，这些都有利于身心健康。

2　健康本源学

（1）安东诺维斯基的健康生成论

健康本源学是"salutogenesis"的译语，是病因学（pathogenesis）的反义词。salutary 是"有益、健全"或"有益健康"的意思，saluto 和 salutary 是同源词语，

genesis 是"起源、发生的由来"的意思。

健康本源学是通过支援和强化健康因素来达到保持和增进健康目的的理论，阿隆·安东诺维斯基在 1979 年的著作《健康、压力、对策——心理健康的新见解》中将这一概念体系化，在 1987 年的著作《破解健康之谜——压力对策和健康保持的机制》一书中继续深化了这一理论。后者特别将健康生成理论的核心概念——连贯意识（sense of coherence，SOC）作为压力对策能力、健康保持能力的概念来考虑，并且还制定了尺度。

根据安东诺维斯基的说法，以前的医学和公共卫生是从病因论的观点来发现促使疾病发生的危险因子（risk factor），并想方设法来减轻或消除它，从而积累了大量知识和实践经验，这些归根到底都是依据病因学思想的理论和实践体系而产生的。

与此相反，健康本源学是从健康怎样才能恢复、保持、增进这一观点出发，将恢复、保持、增进健康的因子称为健康因素（salutary factor），来谋求解释这些因子，并对此进行支援强化，这些理论和实践的体系构成了健康本源学。

安东诺维斯基建立健康本源学的契机是 1970 年检查以色列更年期女性的精神和身体健康情况。他发现从纳粹收容所生还的人群和没有被收容经历的人群比较，精神和身体良好者较少（生还组良好者占 29%、对照组良好者为 51%）。这个结果和他的假说相吻合。他更加关心的是被收容所强制拘留并可能受精神创伤①从而经历过巨大压力的人群，她们中精神和身体健康的竟然有 30% 左右。也就是说，他所关心的是被残酷的压力刺激的人能保持健康，有时还有些人能把这种经历当作人生成长的食粮。那么，这些人所具有的共同特性和因素是什么呢？

安东诺维斯基没能解开这个谜，但是，他发现压力对生物体能够产生某种积极的反应。之后，他指出"在确定能够回避的情况下，冲击这种压力刺激有可能给生物体带来对健康有益的影响。但是，如果只考虑疾病病因学的影响，那就会忽略健康有益方面的见解。压力刺激再多，但如果有社会援助，也会有健康的身体"。他指出了以往生物医学基本思想范畴的"病理学方针（pathological orientation）"的局限性，提倡"健康本源方针（salutogenic orientation）"这一思想。

即便消除或减轻危险因素有利于防止疾病的发生和恶化，但仅凭这些也不能促成身心朝着更加健康的方向变化和改善。这里所说的促成身心朝着更加健康的方向变化和改善的因素就是健康因素。

安东诺维斯基认为人的健康不是简单地凭有没有疾病来判断，而是应该从身体、精神、社会、心灵各个方面综合判断。人任何时候都是处于健康-疾病连续体

---

① 精神创伤：也称为心灵外伤，指受到重大精神打击，长期处在打击阴影中的状态，并且，具有否定性的影响。处于较大痛苦且一直持续不能摆脱的状态就可诊断为创伤后应激障碍（PTSD）。

（health-disease continuum）的某个位置上，健康因素则会影响这个位置。

短评 9-2　培育孩子 SOC 的条件

人们说 SOC 不是先天具备的，是后天获得的。那么，孩子后天要想获得 SOC 需要什么样的环境呢？与哺乳期在公共设施或幼儿园等度过的孩子相比，在父母身边养育大的孩子容易获得 SOC。家庭和睦健全能提高孩子的 SOC，反之，不和睦不健全的家庭会降低孩子的 SOC。另外，孩子在幼年及少年期喜欢帮助家庭做事或与家人商量事情有利于获得 SOC。幼年及少年期身体活动多、经常吃蔬菜的孩子 SOC 往往比较高。一般来说，十几岁时，SOC 就形成且固定，SOC 越高的孩子精神状态波动越少，越不容易患精神疾病，采取不正当行为的概率也较小。大学生中就职前景很清楚的医学部和护理部的学生们不是特别希望就职，很显然，他们比就职较困难的其他学部的学生 SOC 高。

健康生成论的想法对处于健康-疾病连续体的任何位置的人都适用。极端地说，研究探讨怎样使濒临死亡的人安然地面对死亡等，这些人类所具有的共同的特性和因素也是健康本源学的研究范畴。因此，健康本源学的研究对象要比所说的积极的健康研究、健康维护、健康增进等这些仅限于健康人的健康维持、增进的范围更广。

（2）健康本源模型核心的 SOC

安东诺维斯基从研究上流阶层和劳动阶层健康和寿命的结果发现，人生观对寿命和健康的影响远远大于身份和贫富差距带来的饮食、生活和环境因素的影响。之后，他研究健康人和患者的区别，结果发现并证明了 SOC。也就是说，SOC 是"人生是有意义的"这样一种实际感觉，乃至确信这种感觉。安东诺维斯基把损害人类健康的压力因素大致分为三种：①日常的过度劳累、经济负担、人际关系；②突然的危机（如生离死别、离婚、失业、火灾等）；③健康恶化、疾病、精神不安、抑郁。受到这样的压力时能否坚持过去取决于本人的"广义抵抗资源"（generalized resistance resource，GRR）。安东诺维斯基证明的广泛抵抗资源可分成三大类。①物质性的抵抗资源：教育、地位、经济实力、保险、智能、知识等。②社会性的抵抗资源：人际关系、周围的支援、理解者的支援等。③心理上的抵抗资源：安定的世界观和价值观、宗教、哲学等。其中，最具决定性的方面也是以前不被重视的一面，也就是心理上的抵抗资源，即人生观。对健康有益的人生观称为"有意义的东西"，形成这种人生观的因素分为三种：①可以理解感（comprehensibility）；②可以处理感（manageability）；③有意义感（meaningfulness）。把这些换成浅显易懂的语言：①是否完全理解掌握；②是否可以应对；③是否感觉有某种意义和价值。并且，能够感觉到 SOC 对自己的日常生活和人生有意义。

　　安东诺维斯基 1979 年的著作《健康、压力、对策——心理健康的新见解》中显示了健康生成模式，山崎对其进行了简化（图 9-1）。如果按照图 9-1 所示，健康生成模式大概由以下两种理论模式构成。

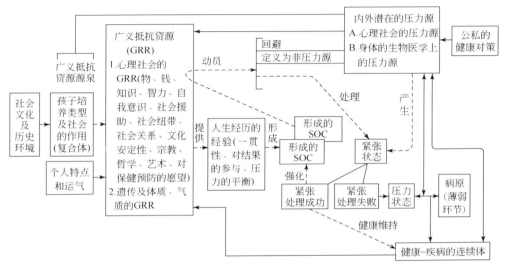

图 9-1　健康生成模式

取自安东诺维斯基的原图，山崎修改；根据原图，图中虚线连接的概念关系是健康生成模式的核心

　　一个理论模式是压力刺激本身对健康可能会有有利的作用，也可能会有不利的作用。压力刺激对健康起怎样的作用和是否成功地处理了压力所带来的紧张（tension）有关，并且，紧张是否被成功处理和广义抵抗资源动员力 SOC 的强弱有关。

　　另一个理论模式是 SOC 是由良好的人生经验（life experience）形成的，并通过紧张处理的成功经验得到强化，人生经验的质量和紧张处理与否直接关系到 SOC 的形成和强化，同时，SOC 还受广义抵抗资源存在状况的左右，而广义抵抗资源又由孩子培养模式和社会作用决定。因此，SOC 正是健康因素的关键，是健康生成论的核心概念。

（3）SOC 的概念和尺度

　　安东诺维斯基在第二部著作《破解健康之谜——压力对策和健康保持的机制》中加深了对 SOC 的理解，同时提出了由 29 条项目组成的 SOC 测量尺度的方案。构成 SOC 测量尺度的项目是对一包含数十人的人群进行当面调查分析得出的。这些人经历了强烈的压力刺激或者深刻的精神创伤，但依然能保持健康，充满活力地生活。

SOC 定义：SOC 指浸透到人的精神心理的、动态而持久的信念。这里所说的信念，第一，自己对内外环境产生的刺激是有序应对的，是可以预测和说明的；第二，可以获得有效的资源，以处理这种刺激带来的各种要求；第三，把这种要求当作挑战，是值得全身心投入的一种信念。

这些信念分别称为可以理解感、可以处理感、有意义感。SOC 就是由这 3 类信念组成的。SOC 的 29 项测量尺度，压缩版的 13 项测量尺度中各自包含了 3 种信念中的内容。但是，安东诺维斯基并没有把它分为 3 项，而只是作为总体的一部分使用。

SOC 在保健、医疗、护理、心理、教育、福利等涉及人的广泛领域引起了注意和关心。SOC 的测量尺度被十几个国家翻译，关于 SOC 的或者使用 SOC 概念的实证研究每年都呈几何级数增加。

（4）关于 SOC 和健康状态的实证研究

下面讲述的是面向 SOC 和健康指标的队列研究（cohort study）[①]的一些结果。波皮乌斯（Poppius）等将芬兰的 4405 名中年男性职员作为对象，就 SOC 和冠状动脉性心脏病（coronary heart disease，CHD）患病率[②]的关系进行调查研究。用 SOC 29 项目 7 件法的尺度，按综合得分值将研究对象分为高群、中群、低群三个人群。把年龄、吸烟习惯、总胆固醇值、收缩压作为调整变量，根据 CHD 患病率计算出 SOC 水平的相对风险结果，所有对象及非用药治疗的高脂血症者、白领阶层的 SOC 水平低组与高组比较，CHD 患病风险分别可推测为 1.62 倍和 2.12 倍。另外，在同研究中推测比较白领阶层 SOC 水平低组和高组因循环系统疾病和恶性肿瘤而死亡的风险，低组是高组的 2.12 倍。瑟蒂斯（Surtees）等以约 2 万中老年人为对象，研究 SOC 水平和死亡风险比，并用性别和死因来表示，用 SOC 3 项目 3 件法的尺度，将研究对象分成高值组与低值组 2 组。年龄、既往病史、社会阶层、吸烟习惯作为调整变量，根据死亡率[③]SOC 水平的相对风险计算结果推测，男性 SOC 水平高组和低组比较，因恶性肿瘤而死亡的风险，高组是低组的 0.66 倍；女性 SOC 水平高组与低组相比，因循环系统疾病而死亡的风险，高组是低组的 0.53 倍。

---

① 队列研究：组群比对研究是分析流行病学的方法之一，是对那些被特定的致病因素（生活习惯、环境）所侵袭的人群和没有被侵袭的人群在一定期间内分别进行跟踪调查，比对被调查人群的疾病发生率，以此来调查这些致病因素和疾病发生之间的关联。

② 患病率：指一定期间内发生特定疾病的新患病人数与患有这种疾病的人数的比率。而发病率是在某一时点患有疾病人数的比例，二者不同。

③ 死亡率：指某特定人口在一定期间内的死亡人数的比例，通常用每 1000 人中一年内的死亡者数来表示。在观察不同年龄组之间进行比较时，常用年龄别死亡率。

另外，就 SOC 和抑郁症的关系，西连地（Sairenchi）等将 20～70 岁的 1854 名男女作为分析对象，分析研究了 SOC 水平与 2 年后抑郁症发病风险比。使用 SOC 13 项目 5 件法的尺度测定，以得分范围中央值为界，分成高组和低组 2 组。把年龄、性别、职位、婚姻状态作为调整变量，就抑郁症发病率算出 SOC 水平的相对风险，结果推定 SOC 水平高组发病率是低组的 0.18 倍。

SOC 水平高，则对抗压力的能力比较强，在各种心理创伤之后表现的创伤后应激障碍（PTSD）比起客观的障碍和创伤对 SOC 高低的影响更重要。SOC 与有很强的信念感关系最大。另外，SOC 低和自杀倾向高、少年犯罪、乙醇依赖症、毒品使用率、容易感染艾滋病的性生活都有关联。

综上，我们验证了成人 SOC 水平与身体疾病的患病率、死亡率及与精神疾病发病率的因果关系，表明了 SOC 能够保持健康并与疾病对抗。其机制在心理神经免疫学引起关注的是 NK 细胞[①]活性及其与其他的积极心理学指标的关联，其对比也有很多研究。

（5）构筑 SOC 的人生经历

按照安东诺维斯基的观点，SOC 通过动员和激活心理的社会的广泛抵抗资源可以很好地处理各种压力、刺激带来的紧张，并通过此成功体验得到加强。另外，SOC 可感觉日常生活的一贯性、感觉自己参与了结果的形成、感觉负担既没有过大也没有过小而恰好平衡，并通过这些人生经历逐步发展起来。SOC 的形成发展对于幼年及少年期到青年期的人生经历的质量具有很重要的作用。

定期的有氧运动也会提高 SOC，由此提高的 SOC 会减轻抑郁、发怒、压力等。另外，通过和亲人及可以信赖的理解自己的人进行交谈来交流经验、经历及世界观可以提高 SOC。所以，和家人及关系融洽的朋友边交谈边走路的运动习惯对提高 SOC 是非常有效的。

3　积极心理学

（1）塞利格曼的积极心理学

积极心理学是美国心理学会会长宾夕法尼亚大学马丁·塞利格曼（Seligman MEP）博士于 1998 年发起并创立的。所谓积极心理学指我们每个人的人生，我们所属的组织和社会的状况朝向本来应该有的方向正确的一种状态，对构成这种状

---

① NK 细胞（natural killer cell）：是主要起自然免疫作用的细胞伤害性淋巴细胞的一种，尤其是对囊肿细胞和病毒感染细胞的侵袭具有重要作用。其和 T 细胞不同，杀死细胞不会事先引起过敏，因此，被命名为自然杀伤细胞。

态的各要素进行科学的研究论证和实证的心理学的一个领域。

塞利格曼·契科森米哈（Csikszentmihalyi M）指出，过去 50 年心理学的研究把焦点放在精神障碍和人的弱点上，过于重视对其的治疗及改善，因此过于偏重心理上的疾病，提倡今后应该改变此观点，为了使精神健康的人更好地生活、充满活力地工作，应更加重视心理上积极的方面。

塞利格曼在 2009 年国际心理学联合会第一届世界大会对积极心理学的释义如下：①强弱两方面都关心；②对创造最好的人生和对克服最坏的状态都感兴趣；②与普通人创造充实的人生有关联，与治疗疾病也有关联；④不仅是减少悲惨的生活，还能创造出幸福美好的生活。

积极心理学对创造充实快乐的人生是大有帮助的。这是因为积极心理学不仅把焦点放在了过去，而且更放眼于未来充实的人生，它不是聚焦于无意义的欲望和弱点，而是更注意自己所具有的隐藏的才能。但是，未必只是注意好的部分和积极的一面而无视消极的部分和脆弱的一面，积极和消极两方面的心理作用要均衡地了解清楚。

本章列举的积极心理学的主要话题有幸福感、积极的感情、流动、乐观主义、希望、良好状态、情商、价值观、动机、心理创伤后成长（PTG）等。

（2）幸福感

很多人会认为金钱是幸福的条件。图 9-2 显示了国家 GDP 和国民幸福感的关系。此图的右下角是空白，没有国家，这表示在某种程度上，经济发达的国家幸福感不会下降到一定程度以下，说明金钱和幸福感有一定的关联。但是，位于左侧的经济不发达的国家，既有幸福感高的国家，也有幸福感低的国家。因此可以推测，经济不发达的国家，决定幸福感的因素除了经济之外，还有其他因素。另外，日本尽管经济发达，但是，与其他国家相比，幸福感偏低。幸福感未必只能用金钱来衡量，对于这个问题，积极心理学领域的研究者们进行了各种尝试。有报告显示，幸福感与学历、朋友数量、身体的魅力等都没有很强的关联性。在很多发达国家，基本物质要求已经满足，人们的关注点从物质转移到精神，就像马斯洛的欲望阶梯说一样，现在人们不仅追求物质丰富，更追求人生的充实。迪纳和塞利格曼找出了幸福的学生和不幸福的学生之间的唯一区别，即是否过着丰富充实的社会生活。迪尼芙和库帕等对幸福感和人性进行评论时指出，以下这些因素可以成为幸福感的预测因子：对人的信赖感、感情安定、控制意识（身边发生的事情是自己努力的结果不是靠运气、机会、命运）、控制的欲望、忍耐力（事情是在自己的掌控下并能下决心挑战）、不感到紧张、有自尊、不神经质、能社交、具有协调性（和他人容易相处）。

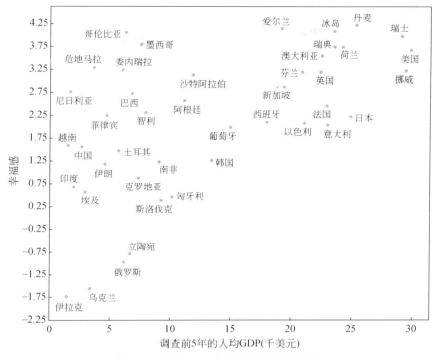

图 9-2　国家 GDP 和国民幸福感的关系

（3）积极的感情

心理学界多年以来关注对抑郁、悲伤、愤怒、压力、不安等消极情感的研究，是因为这些消极情感有作为精神疾病要因来研究的意义。另外，消极情感的不安和愤怒等会诱发特定的行为。例如，恐怖会促成逃跑行为，愤怒会促成攻击行为。但是，正是因为这些行为，我们人类才能生存到现在。与此相反，幸福、喜悦、爱情、快乐这些积极感情和特定行动并没有密切关系。巴巴拉·弗雷德里克松提倡积极情感的"扩张—形成理论"，指出积极情感有利于我们个人的成长和发展，会给我们带来长期的积极效果（图 9-3）。举例来说，积极情感包括：①扩展思考和行动的能力；②消除消极情感；③提高精神恢复力和抵抗力；④开阔心胸；⑤张开向上飞翔的翅膀等。1965 年进行的针对女子大学生的研究中，把毕业生影集里笑脸的程度进行编码，并对她们今后的人生追踪调查，结果发现，越是真正露出笑脸的人之后的人生中消极情感越少，越能充分发挥能力，从别人那里获得积极评价，并感受到幸福。

（4）流动（floating）

流动是契科森米哈在内在动因研究中提倡的概念，定义为人全身心投入某种

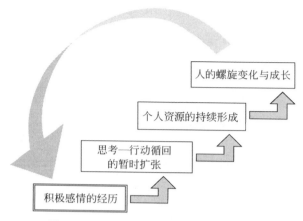

图 9-3　弗雷德里克松的扩张—形成理论

活动时的总体感觉,即埋头于某事的状态,有这种经历的人大多数有一种流动的感觉和被带入流动的感觉,所以称为流动。产生流动要有条件,那就是无论娱乐还是工作,都需要有挑战自己能力界限的经历。流动经历一般认为是在自己挑战的难易度和与之对应的自己的能力之间取得平衡时产生的(图 9-4)。即进入流动状态的条件是需要某种程度的难易度压力,流动经历是其中能感觉到自己能力的喜悦经历的一种积极的感情。契科森米哈指出流动是普遍的经历,并有如下特征:①目标明确,能立即感觉到进展;②精力完全集中;③行动和意识产生融合;④丧失自己的认识和自我意识;⑤有控制的感觉;⑥产生时间感觉偏差;⑦从行动本身找到本质性的价值。感觉有流动体验的运动被称为"自我目的型"(autotelic)。这是因为这种行动本质上是有目的的、愉快的,不是最终结果而是运动本身有目的。能引起流动的活动有很多,如体育活动、舞蹈、艺术创作及其他兴趣、与人交流、学习、读书等,而最多的活动还是工作。

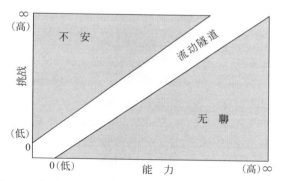

图 9-4　流动隧道模式图——能力和挑战的平衡点有流动

（5）乐观主义（optimism）

乐观主义在积极心理学中占有核心地位。根据对目标达成和对未来事物的期待程度，心理可被分成乐观主义和悲观主义两种。乐观主义总体是对未来有信心，期待未来会有积极的好结果。而悲观主义总体上是感觉疑虑和困惑，预期会出现消极的结果。乐观主义者有很多优势，这一点已经很清楚，下面介绍其中的几点：①人生中遇到困难时不像悲观主义者那样痛苦；②对消极的事情（血管支架手术、乳腺癌、妊娠终止、骨髓移植、艾滋病等）能很好地处理；③第一次生育后能防止产后抑郁发生；④能够对准问题的焦点进行处理，幽默，有计划，能将不利的事情尽量往有利的方面解释；⑤和容易掩盖问题的悲观主义者不同，乐观主义者往往不否认不利的状况；⑥持续努力，不中途放弃；⑦比悲观主义者更多采取增进健康的运动（如健康饮食、定期健康体检等）；⑧在工作上更具有创造性。

（6）希望

希望虽然和乐观主义不完全等同，但也是非常接近的概念。里克·斯奈德指出："所谓希望是把目标概念化，即便有障碍也会找到通往目标的道路，有保持继续走下去的劲头和能力。"简单地说，希望包括：①了解自己的欲求；②能想出到达目标的各种方法；③实际采取行动，不断努力，这就是抱有希望。有希望会带来很多恩惠。希望会克服障碍物，缓和自虐的想法和消极的感情，是精神健康不可缺少的东西。充满希望的人会有意识地预防疾病（通过运动等）。具有较高希望的运动员更容易得到优异成绩。希望和学业成绩也有很大关系。

（7）良好状态（well-being）

良好状态这个词在日本不为人熟知，日常会话中几乎不用。在字典上有"健康、幸福、福祉、福利"这样的说法，这些说法都有相应的英语单词，所以良好状态可以解释为所有的事情都处于完满的状态。另外，在 WHO 的健康定义中其是作为身体的、精神的、社会的"良好状态"来使用的，但是，在宽泛的范围里是否良好判断起来难免主观。在积极心理学中主观的良好状态（SWB）概念经常被使用。所谓主观的良好状态指人对自己的人生评价是"认知的"还是"感情的"。主观良好状态的认知部分是由"人生的满足度"来表示的。人生的满足度是对自己人生的评价，现实和理想没有偏差，或者完全没有偏差时，人感到满足。如果现在的状况和理想之间有很大的距离就会感到不满。"感情"表示主观良好状态的心情。感情这一概念和我们的日常经验有直接关系，由积极和消极两方面的气氛和心情构成。频繁地经历积极感情和良好状态有关联，而事实证明过于强烈的积极感情本身未必是良好状态所需要的。

（8）情商（EQ）

情商也称为心理智能指数，是丹尼尔·戈尔曼（Daniel Goleman）在 1995 年的著作《EQ 心理智能指数》中被推广熟知的用语，但是并不是他提出来的。在此之前，约翰·梅尔和皮特·萨洛贝等就这个题目进行了研究。情商指认识自己和身边人的感情并能很好处理的能力。对于经历、成功和达成人生目标，智能指数更加重要。约翰·梅尔和皮特·萨洛贝把情商在情绪信息处理方面模型化，包含四个功能：第一，确认情绪信息并表现出来；第二，情绪信息放到认知中给予影响；第三，统合和情绪相关的其他信息，恰当定位、正确理解；第四，理解自己乃至与他人的关系中情绪的意义，管理情绪。情商不仅是对自己的能力也是对他人的能力。因此，总体来说，情商高的话对自己的评价会高，会构筑良好的人际关系，进而会使人人都愉悦。这个角色在工作场所很重要，在领导力、营销力、人力资源利用等方面也很重要，了解部下的情绪并积极调动情绪，能创造充满激励性的工作环境。

（9）价值观

价值观是我们深深抱有的一种信念，大体上通过幼儿期的教育在心里形成，并随着年龄增长逐渐确定下来。价值观应和我们天生具备的欲望区别开来。价值观通过习惯和选择根植于内心，构成我们意识的一部分，可以说是个人特有的东西。价值观构成我们为什么采取特定行动的基础。价值观会抑制或者优先于某种欲望来采取行动。价值观起作用的时候是当解释你为什么要做实际上并不喜欢的事情时。觉得给婴儿换尿布很快乐的人不多，但照顾孩子的价值远远超过了我们的喜好。

（10）动机

动机是人朝着一定的方向和目标行动，并且维持这种行动的动力。动机也被称为干劲儿，它是为了说明某些问题而产生的概念，如人们的行动怎样开始，朝着什么方向，怎样维持，何时停止，在进行过程中人的内部发生什么样的反应。动机分为"外发动因"和"内发动因"。外发动因是由于某种诱因而采取的行动，内发动因是由于某种内部动因朝着提升动因而努力。内发动因是由于内部原因，所以维持度较高，使自己会真正地活着，形成充实的人生。

（11）心理创伤后成长

我们有时会遇到永久改变人生的、造成创伤的事件。2011 年 3 月 11 日发生的日本大地震中，海啸导致很多人失踪，甚至死亡，这件事让我们记忆犹新。这样的创伤有时会诱发心理创伤后应激障碍（PTSD）[①]。但是，其中也会有人在这样的情况下，从其经历中能获得一些东西，摆脱困难。这种现象称为心理创伤后成长（PTG）。很多人在逆境后感觉变得非常强大，对自己的能力抱有信心。精神创伤就像石蕊试纸一样，澄清了人际关系的真正价值，改善和强化相互关系，使人对理所当然的人生小事也有感谢之心，并且，有的人会从创伤的影响中找到意义和精神，构筑更加一贯性的有满足感的世界观和人生哲学。例如，失去伙伴的男性 HIV 感染者积极地寻找人生的意义，结果发现，和不寻找人生意义的感染者相比较，2～3 年后，其与病情发展相关的免疫学指标得到很大改善。

（12）其他

我们不着眼于弱点而着眼于优点，通过加强优点培养精神恢复力并用爱来形成人格和幸福感等，积极心理学有各种研究题目，今后还将进一步发展。

4 工作投入

2007 年日本劳动人口有减少倾向，社会和企业要求活用劳动力和提高劳动者质量。在职场的心理卫生方面，不仅把注意力放在对精神疾病患者的医疗、福祉、回归工作岗位这些问题上，而且对健康的劳动者能够带来高生产效率的职场健康维护也备加关注。以往，在产业保健心理学领域所做的研究几乎都是关于精神、身体不健康及压力等消极因素，而对职业满足感、组织承诺、动机等积极的因素不太关注。以这样的社会经济状况和心理学的研究动向为背景，工作投入（work engagement）作为职业倦怠（burnout）[②]的一个对立概念被提出。职业倦怠的职员疲惫不堪，工作热情下降，而工作投入高的职员充满活力，对工作积极参与。

沙菲莉等将工作投入定义为对工作的积极充实的心理状态，特点是活力、热情、专注。投入不是面对特定的对象、事件、个人、行动等的一时的状态，而是对工作的一种持续的，并且全部的感情和认知。因此，工作投入是由活力（vigor）、热情（dedication）、专注（absorption）三要素构成的复合概念（图 9-5）。其中，活力意味着"工作中高水平的能量和心理恢复力"，热情意味着"对工作的参与、感觉工作荣耀而有意义"，专注则意味着"对工作的集中力和专注力"。因此，对工作投入高的人感到工作荣耀、有意义，热心去做，从工作中感到活力，总是朝气蓬勃。

---

① 心理创伤后应激障碍（PTSD）：指由于受到生命安全威胁的事件（如战争、自然灾害、事故、暴力、犯罪、虐待等），精神上受到严重打击导致身心障碍，影响社会生活，产生精神后遗症。

② 职业倦怠：burnout 本义是燃烧尽的意思，指对一定的生活方式和理想拼命投入，结果没有得到期待的结果，就会感到徒劳和不满足，压力持续，渐渐地就会丧失信心，不想为社会做工作的一种状态。

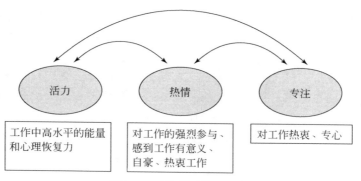

图 9-5　工作投入的三要素

不是对特定的对象、事件、个人、行为的一时性的状态，而是对工作持久且全面的感情和认知

　　图 9-6 显示了与工作投入相关联的概念（倦怠、工作狂①）及彼此之间的关系。图 9-6 中，倦怠和工作狂由"活动水平"和"对工作的态度、认知"的两个轴线来定位。工作投入时活动水准高，对工作的态度、认知是肯定的，相反，倦怠时活动水准低，对工作的态度是否定的。而表示"过度拼命强迫倾向"的工作狂活动水平高，但对工作的态度是否定的，这一点和工作投入不同。

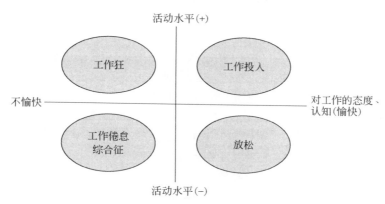

图 9-6　与工作投入的相关概念

　　工作的资源（上司、同事的支援，对工作的估量，成长的机会等）和个人资源（自我效力感、自尊心等）越丰富，工作投入越高（图 9-7）。
　　工作投入和身心健康、对工作组织的积极态度、工作表现有关联。例如，关于身心健康，工作投入高的员工心理和身体上的诉苦、抱怨少。从对工作和组织的积极态度来看，工作投入高的职员，职务满足感和对组织的参与度高，离职转职的愿

---

　　① 工作狂（workaholism）：是不惜忽视家庭和自己的健康而过度工作，不工作就会坐立不安，没办法而只能埋头工作的一种状态。

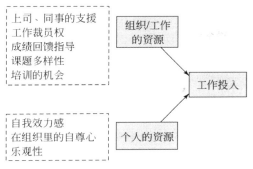

图 9-7　工作投入的规定要素

望低。关于表现，越是工作投入高，自我启发学习的动机越强，创造性越高，能积极进行自己份内的工作及份外的工作，除此之外，对部下恰当的指导也多。例如，如果宾馆和饭店的员工工作投入高，客人的满足度就高，就会经常光顾。

短评 9-3　加强工作投入的领导管理

　　领导是员工工作动力的关键人物。员工拿着精心准备、努力制作的资料，怀着喜悦之情给领导看，若领导说"这不行"，简单一句话就否定，员工只会有一种无力感。如果这种事情反复发生，最终员工可能就会丧失采取新行动的欲望，陷入"学习无力状态"。因此，领导对员工的管理关键是促进员工的自发行动，而不是抑制部下的行动。那么，怎样才能管理好员工呢？善于调动员工积极性的领导也许会给我们启发，"率先垂范，耐心解释，信任放手，嘉奖鼓励"。"率先垂范"就是要先做出榜样；"耐心解释"就是要说清楚工作的重要性及为什么做的理由；"信任放手"是给员工提供尝试的机会，让员工积累成功的经历。这种成功经历会培育自我效力感；"嘉奖鼓励"是积极回馈。告诉员工哪里做的好，这会成为促使部下自发行动的原动力。因此，在先人的语言里是存在提高工作投入的启发词汇的。

5　正念冥想

　　正念冥想（mindfulness）就是"现在，有意图地注意这一瞬间的体验，不做评价，不受约束，只是观察"。这个"观"是视觉、听觉、味觉、嗅觉、触觉这五感，再加上由这五感产生的心理作用，在佛教上称为"六根"。过去的大约 30 年间，正念冥想在欧美的心身医学、神经医学、临床医学等领域引起高度关注，现在，在日本及世界范围内都有临床应用。

近年，引起广泛注意的是 20 世纪 70 年代由美国的乔恩·卡巴特金（Kabat-Zinn J）开发的以慢性病患者为对象的八周分组疗法——正念压力减轻法（mindfulness based stress reduction，MBSR），之后，其在各种精神疾病和心身疾病上发挥了效果。正念本身来自于 2600 年前佛陀（释迦牟尼）为减轻痛苦所提倡的冥想法——体验之法。其根植于日本生活的方方面面，在日本文化中（如禅、武道、艺道等）也融入了很多。我们通常是在思想中生活，有时突然醒悟，其实在这一瞬间实现的意识状态就是正念。

正念冥想的目标是通过"六根"把握环境现实阶段、停止思考。例如，坐下来冥想时，随着气息吸入和吐出，将注意力集中到膨胀和伸缩的身体感觉，在心中默念"胀、胀、缩、缩……"并进行区别。在此，重要的是不要控制呼吸，这是因为冥想是观察不可改变的环境现实，目标是保持不变。从这个意义上讲，"发现和接受"是其本质。接受具有回避体验和相反的功能，是在注意体验（思考、感情、记忆、身体感觉等）的基础上保持不变的行为。

正念冥想的方法对慢性疼痛、神经症、抑郁症、饮食障碍、皮肤病、癌症、吸烟等生活习惯有效。

参 考 文 献

熊野宏昭ら. マインドフルネスの戦略と効果 臨床精神医学, 2015；44（8）：1037-42.

島井哲志. ポジティブ心理学入門—幸せを呼ぶ生き方— 星和書店, 2009.

島津明人. 職場のポジティブ心理学—ワーク・エンゲイジメントの視点から— 産業ストレス研究, 2009；16：131-38.

島津明人. ワークエンゲージメント—ポジティブ・メンタルヘルスで活力ある毎日を— 労働調査会, 2014.

中田光紀ら. 米国における職場のポジティブ心理学 産業ストレス研究, 2009；16：159-66.

春木豊ら. 「マインドフルネスに基づくストレス軽減プログラム」の健康心理学への応用 健康心理学研究, 2008；21：57-67.

ベッカー, C. SOC の現状とスピリチュアル教育の意味 *Comprehensive Medicine*, 2007；8（1）：23-52.

ボニウェル, I. 著, 永島沙友里ら訳. ポジティブ心理学が 1 冊でわかる本 国書刊行会, 2015.

マクゴガニガル, K. 著, 神崎朗子訳. スタンフォードのストレスを力に変える教科書 大和書房, 2015.

山崎喜比古. 健康への新しい見方を理論化した健康生成論と健康保持能力概念 SOC *Quality Nursing*, 1999；5（10）：825-32.

Antonovsky, A., *Health, Stress, and Coping；New Perspective on Mental and Physical Well-Being*. Jossey-Bass, 1979.

Antonovsky, A., *Unraveling the Mystery of Health；How People Manage Stress and Stay Well*. Jossey-Bass, 1987.

Antonovsky, A., The salutogenic model as a theory to guide health promotion. *Health Promotion International*. 1996；11（1）：11-18.

Cannon, W. B., *Am J Med Sci*. 1935；189：1-14.

Poppius, E. et al., The sense of coherence, occupation and the risk of coronary heart disease in the

Helsinki Heart Study. *Soc Sci Med.* 1999 ; 49 (1) : 109-20.

Poppius, E. et al., The sense of coherence, occupation and all-cause mortality in the Helsinki Heart Study. *Eur J Epidemiol.* 2003 ; 18 (5) : 389-93.

Sairenchi, T. et al., Sens of coherence as a predictor of onset of depression among Japanese workers : a cohort study. *BMC Public Health.* 2011 ; 11 : 205.

Salanova, M. et al., Linking organizational resources and work engagement to employee performance and customer loyalty : The mediation of service climate. *J Appl Psychol.* 2005 ; 90 : 1217-27.

Schaufeli, W. B. et al., The measurement of engagement and burnout : A two sample confirmative analytic approach. *J Happiness Stud.* 2002 ; 3 : 71-92.

Schaufeli, W. B. et al., Being driven to work excessively hard. The evaluation of a two-factor measure of workaholism in the Netherlands and Japan. *Cross-Cultural Research.* 2009 ; 43 : 320 -48.

Schaufeli, W. B. et al., The conceptualization and measurement of work engagement : A review. In A. B. Bakker and M. P. Leiter (Eds.), *Work engagement : hand book of essential theory and research.* New York : Psychology Press, 2010 : 10-24.

Selye, H., Fourty years of stress research principal remaining problems and misconceptions. *Canad. Med. Ass. J.* 1976 ; 115 : 53-56.

Surtees, P. et al., Sense of coherence and and mortality in menand women in the EPIC-Norfolk United Kingdom prospective cohort study. *Am J Epidemiol.* 2003 ; 158 (12) : 1202-9.

第 10 章　环境与健康

1　人类的环境和生态系统

（1）人类的环境

环境指围绕着生物和人的所有的东西。包括人在内的所有生物都是利用环境提供的资源来维持生命和生活的，从另一面来说，生物为维持生活在不断地改变环境。生物在发育成长的过程中受到环境影响，称之为环境作用。反之，生物在环境中生活从而改变环境，称之为环境形成作用。因此，生物适应①环境来维持生命，两者处于一个系统而不可分割，这就是宿主–环境系统（host-environmental system）。

对于人类周围的环境，根据不同因素来理解是很重要的，这些因素可以分为物理因素、化学因素、生物因素、心理–社会–文化因素等。物理因素有温热、噪声、震动、红外线、紫外线、放射线、电磁波、气压等。化学因素有生存不可缺少的物质（如 O_2、H_2O、营养素等），生存不必要的物质（CO、环境污染物质、致癌物质、搅乱内分泌物质、放射性物质等），对健康有间接影响的物质（CO_2、氟利昂等），对健康几乎没有影响的物质（N_2、氩气等）等。生物因素有微生物（病菌、细菌、真菌等），原虫（隐孢子虫等），寄生虫，动植物等。心理–社会–文化因素有政治、经济、保健、医疗、福祉、文化、人际关系、压力等。

（2）生态系统

地球上的生态系统（ecosystem）有海洋生态系统、河流–湖泊–沼泽生态系统、草原–森林生态系统等多样的生态系统。生物能独自个体生活的极为罕见，多半是群体生活，这些各个群体称为个体群（人类就称为人群）。个体群增殖就会使个体数增加，每个个体群与其他个体群之间有摄食关系（吃–被吃），形成食物链（或称为食物网）。食物链的起点是植物（生产者），之后依次是草食动物（1 级消费

---

① 适应：生物适应环境的概念多种多样，环境的连续变化引起的生物反应的短时间变化称为顺应（acclimatization）。而适应（adaptation）是指变化符合生物的目的，这个变化将终身乃至世世代代永久持续下去。

者）、草食动物的捕食者肉食动物（2级消费者）、肉食动物的捕食者高级肉食动物（3 级至高级消费者）。从生产者到高级消费者之间的关系为金字塔状态（生态系统的金字塔（图 10-1），其台阶每高一级，个体的重量变为下一级的 1/10，因此，被称为 10%法则。也就是说，金字塔中上一级的消费者摄取的食物量为下一级的生物食物摄取量的 10 倍，因此，被摄取的有害物质也浓缩 10 倍（生物浓缩）。

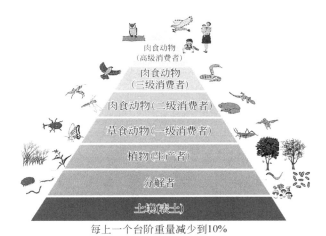

每上一个台阶重量减少到10%

图 10-1　生态系统金字塔（10%法则）

（3）环境的认知和评价

1）环境和体内平衡的维持

健康人血液中的血糖、蛋白质、液体电解质和 pH、体温等内部环境，即便在外部环境变化的情况下也基本保持一定，这称为体内平衡的维持（内稳态）。内部环境脱离正常状态时，感知功能起作用，立即感知到变化并使身体恢复到原来的状态，这称为负反馈。为了维持生物体的恒常性，自主神经系统（交感神经、副交感神经）和内分泌系统起了重要作用。生物体暴露于外部环境因素下，称为暴露（exposure），暴露量不那么大时，生物体内部环境的负荷小，内部环境的内稳态得到保持。外部环境的暴露量大时，则内部环境会承受过大的负担，生物体就难以维持内稳态，导致内稳态被破坏。

2）化学物质的移动及对生物体的影响

生物体暴露在环境中的有害化学物质时，物质经过气管（气体状物质、游离粒子状物质等）、口（经消化道吸收）、皮肤（有机溶剂等脂溶性高的物质）等途径进入生物体内。吸入的物质一部分被吸收分布到体内，之后经代谢排出体外，其中一部分积蓄在靶器官[①]（target organ），会给生物体带来不良影响。外部环境或者内部环境的负荷量对个体的影响关系称为剂量-效应关系（dose-effect relationship），负荷量和生物体反应的关系称为剂量-反应关系（dose-response relationship）。一般情况下剂量-反应关系呈"S"形曲线（图10-2）。

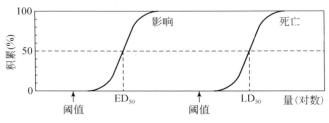

图10-2 剂量-反应曲线

负荷量和生物体反应（影响的发现和死亡）的关系称为剂量-反应关系，一般称为"S"曲线图。如果超过阈值就会出现影响，半数受影响的量称为半数影响量（ED_{50}），半数死亡量称为半数致死量（LD_{50}）

3）环境标准、环境风险管理理念与环境风险对策

关于环境因素和生物体的影响，对剂量-效应关系和剂量-反应关系的评价总称为环境判定标准（criteria），以此为基础可以总结出环境指南。然后，以社会、经济、技术、政治判断为基础发出公告，制定防止健康障碍发生的政策性尺度标准（standard）。通常，若满足指南值、推荐值、参考值等，则可以认为对健康几乎无影响，但如致癌物质那样，即便是微量的暴露也可能发生健康障碍的化学物质有很多。从以前的研究角度看，对这些化学物质对健康的影响实施风险评价（risk assessment）很重要，这里所运用的理念就是环境风险概念。所谓风险是不希望的事件及其发生的概率，用事件和暴露的逻辑积表示。环境风险对策使用风险研究的结果实施风险评价，然后进行政策方面的风险管理。另外，共享风险信息，谋求有识之士、行政管理部门、一般市民的相互理解，进行风险交流是很重要的。环境风险管理的原则有风险为零的"零风险原则"、风险控制在一定水平下的"风险一定原则"、有超越风险的好处的"风险利益原则"等，根据这些原则来制定政策减低环境风险。

4）环境影响评价

为防止环境破坏和灾害，就开发而造成的环境影响事前进行调查、预测、评价，依据其结果来研究探讨环境保全措施，这就是环境影响评价。1997年，日本《环境影响评价法》成立，强化了环境影响评价制度。评价对象是道路、水库、铁路、飞机场、发电厂、废弃物处理场等大规模企事业单位。另外，2008年，日本

[①] 靶器官：根据生物体内吸入物质性质的不同，分布和给予影响的脏器则不同。例如，6价铬会引起皮肤溃疡、鼻中隔穿孔，镉会造成肾脏的肾小管损伤，有机汞积蓄在中枢神经系统会引起神经障碍。

《生物多样性基本法》成立，协调制定了生物多样性条约，形成了强化环境影响评价的基本框架。

2　对不同环境因素的理解

关于环境对人健康的影响，可通过环境的把握和测定的方法把环境分成物理环境、化学环境、生物环境、社会及文化环境等类别并加以理解。这里主要就物理、化学环境及生物环境进行讲解。

（1）温热

人的温热感觉主要和温度相关联，如温度低有风时感觉凉爽等，由于温度和气流的影响温热感觉不同。舒适的温热条件有个人差异和人种差异，一般情况下，冬天20℃、夏天22℃左右比较舒适。影响温热感觉的因素除气温外，湿度、气流、热辐射[①]（温热四要素）也很重要，感觉上的温度指标除有效温度（ET）外，还有新有效温度（ET*）、修正有效温度（CET）、湿球黑球温度[②]指数（WBGT）、不适指数（DI）等（表 10-1）。近年，WBGT 作为作业现场和运动时的中暑指标受到重视。

表 10-1　主要温热指标的特征

有效温度（ET）	以湿度 100%无风时人的感觉为基准来评价湿度和气流条件变化时的温热感觉
新有效温度（ET*）	以湿度 50%时人的感觉为基准，从气温、温度、气流、衣着、工作量等变量来综合评价温热感觉
修正有效温度（CET）	以黑球温度代替干球温度，并考虑辐射热的影响来求值
湿球黑球温度指数（WBGT）	从气温、湿度、气流、辐射值来求有效温度的近似值 作为高温作业和体育活动时预防中暑的指标 有日照：WBGT=0.7WB+0.2GT+0.1DB 无日照：WBGT=0.7WB+0.3GT
不适指数（discomfort index, DI）	表示对热的不适感，从气温和湿度求有效温度的近似值 DI=0.72×（DB+WB）+40.6

注：DB，干球温度；WB，湿球温度；GT，黑球温度。

高温环境造成的生物体的障碍总称为中暑，其患病率近年急剧增长。其是在高温多湿的环境中由于多汗导致盐分（NaCl）丧失脱水而发生的病症。以前，中

---

① 热辐射：指远红外线等直接传递的热。太阳的自然热量和电热炉的热量也都是热辐射。
② 黑球温度：是用黑球温度计（globe temperature）测量的温度。其构造是在黑球（分为直径 15cm 和 7.5cm 两种）上插上棒状的水银温度计，用于作业或运动时测量辐射热。

暑的分类是热痉挛（盐分丧失导致肌肉痉挛）、热疲劳（脑供血减少使注意力下降）、热射病（体温调节中枢发生障碍、体温达到40℃以上、意识障碍、有死亡危险）等。近年来，根据治疗需要将中暑分为Ⅰ度（现场可以应急处理的轻症）、Ⅱ度（需要送往医院的中度症）、Ⅲ度（需要住院集中治疗）。由于城市温室效应和热岛现象的影响，中暑者在不断增加，2010年夏季破纪录的酷热使中暑患者紧急救护人数超过5万，死亡1718人，为历史最高。寒冷导致的健康障碍有低体温症。冬天在山上遇难、醉酒或服药后在寒冷屋外等可导致体温下降、疲劳感、产生困倦、体温降到30℃以下丧失意识直至冻死。冻死者多半是醉酒者和老年人。

短评 10-1　所谓的生物多样性条约和缔约国会议（Conference of the Parties，COP）

关于生物多样性的条约——拉姆萨尔条约（保护湿地的条约）和华盛顿条约（限制珍惜野生动物国际交易的条约）等，只是致力于特定的地区和特定的种类保护，其很难做到保护好整个地球的生物多样性和生物的栖息环境，基于这样的认识，提出了新的全面的框架制定条约。在1992年联合国环境开发会议（地球峰会）上缔约国签署，并于1993年12月生效，2015年末196个国家和地区缔结了这个条约（美国未缔结）。条约的主要目的是保护地球上的生物多样性及其生存栖息环境，保持生物资源可持续利用，做到公平均等分配利用遗传基因信息资源所产生的效益。COP是指国际条约缔约国之间的会议（缔约国会议），2010年生物多样性条约第十次缔约国会议"COP10"在名古屋召开，通过了名古屋议定书和新国际战略。在COP10中，国际社会协调达成了一致，致力于地球环境问题的政治共识。之后，2014年在韩国召开了"COP12"，进行了"生物多样性战略计划2011～2020"并对名古屋的目标进行了中期评价。

（2）噪声和震动

噪声是妨碍声音、音乐传播，给生活带来障碍和痛苦的不受欢迎的声音。声音的要素有音高（音的高低）、响度（波的振幅）、音色（波形），人能听见的音高（可听域）是20Hz～20kHz。声的物理强度用声压［C特性，dB（C）］表示，声的大小［A特性，dB（A）］是感觉的声的大小，同样的声压［dB（C）］，频率不同也会产生差异。长时间地接触噪声逐渐会使听觉难以辨别噪声，成为噪声性耳聋[①]。由于没有有效的治疗方法，所以需要使用耳塞加以预防。噪声对人身心的影响主要表现为对自主神经系统和内分泌系统的影响，还会有疲劳增加、心理不愉快、胃液与唾液分泌减少、血压上升、产生睡眠障碍等。

[①] 噪声性耳聋：因为长期处于噪声环境而造成内耳毛细胞消失，从而产生感音性耳聋。开始是失去4000Hz高音域的听力（C5-dip），日常会话的音域频率是500～2000Hz，因此，早期的噪声性耳聋自己难以察觉。

震动分为全身震动和局部震动,全身震动的障碍是以 1~80Hz 的频率为对象。发生源有汽车、电车、船舶、飞机、工作机械等。1Hz 以下的运动称为动摇,容易产生晕船等的动摇敏感综合征。震动对人的影响有自主神经障碍、末梢血管收缩、血压与心率上升、胃肠障碍、睡眠障碍等。局部运动障碍有链锯、削岩机等使用时产生的末梢神经障碍,肢端血管痉挛症(雷诺病)。

短评 10-2 福岛第一核电站事故的影响

2011 年 3 月 11 日发生的日本大地震给东日本地区带来很大灾害,震后发生的东京电力福岛第一核电站核泄漏事故导致周边地区的核辐射污染,许多居民离家避难。为了对避难居民进行救济补偿,福岛县的市、街、村启用了《灾害救助法》。尤其令人担心的是 ^{131}I(甲状腺癌相关)、^{137}Cs(白血病等相关)等放射性物质可导致健康危害,因此,日本政府收集各种数据进行分析,实施开展了健康调查。2013 年 5 月联合国原子辐射效应科学委员会(UNSCER)公布了“2011 年日本大地震核泄漏事故中受辐射的级别与影响”报告书。报告指出,福岛县核泄漏从第一核电站散发出来的大气中的 ^{131}I 和 ^{137}Cs 的总量分别推测为切尔诺贝利核泄漏的 10% 和 20% 左右,难以对公众的甲状腺癌、白血病、乳腺癌等健康方面构成影响。但是,核电站内部工作人员的受辐射问题及受到低剂量辐射的百姓健康问题等诸多问题还没有查明,今后需要慎重调查研究。

---

(3)放射线

放射线有地球上存在的自然放射线和人工放射线,大致可以分为电离放射线和非电离放射线。

1)电离放射线

电离放射线的种类有电磁波(X 射线、γ射线)及粒子线(α射线、β射线、中子线、电子线、质子线、重质子线等),X 线可用于诊断和癌症治疗。电离放射线导致的健康障碍是由照射组织的原子被电离激发而引起的。放射线感受性高的组织或细胞(骨髓、淋巴组织、生殖腺、皮肤细胞)、胎儿及儿童如被辐射,将是个很严重的问题,易引起身体障碍和遗传障碍。身体障碍包括早期障碍的急性放射症(恶心、呕吐、猝死),造血功能障碍(白细胞减少、贫血、有出血倾向),生殖障碍(无精子、不孕),皮肤障碍(放射线皮肤炎、脱毛、溃疡)。晚期障碍包括白血病、皮肤癌、甲状腺癌、白内障等。遗传性障碍有基因变异和染色体异常等。电离放射线对健康的影响分为设定有障碍发生的最低阈值量的非概率影响(早期障碍等)和没有最低阈值量的概率影响(癌症和遗传障碍的发生等)。国际单位系统 SI 规定了电离放射线的单位①。电离放射线的管理有发生源遮挡、管理区域的设定、个人被暴露的辐射监测、特殊健康诊断的实施等。

2）非电离放射线

非电离放射线是在生物体组织不发生电离作用的放射线，按波长长短依次是紫外线（100～380nm）、可见光（380～760nm）、红外线（760～1000nm）、微波（1mm～1m）及激光等。紫外线根据波长分为 UV-A（长波紫外线：320～380mm）、UV-B（中波紫外线：280～320nm）、UV-C（短波紫外线：200～280nm）三种，它具有杀菌作用和维生素 D 活化作用。其健康障碍有红斑、皮肤炎、色素沉着、皮肤癌、角膜炎（电磁性眼炎）等，近年氟利昂导致的臭氧层破坏、有害紫外线增加等令人担忧（图 10-3）。红外线主要是由高温物体发出的，会产生温热作用、红斑、白内障等。微波是比红外线波长长的电磁波，由电视、半导体、手机等产生的，会引起深部热作用、白内障、无精子症等。激光光线是紫外线到红外线波长领域的一种单一波长放射线，其有较强的能量密度。

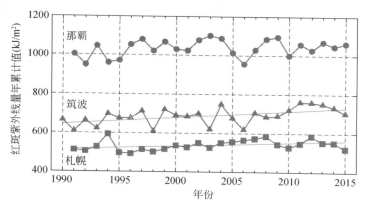

图 10-3　日本各地紫外线照射量（UV-B 量）的年均值推移

据气象厅观测，自 1990 年有观测以来，日本国内紫外线照射量长期呈增长趋势

（4）气压

气压通常用 mmHg 或者千帕（kPa）来表示，1 标准大气压=760mmHg（101.3kPa）。随着高度上升，气压会下降，在 5800m 会降至 1/2 标准大气压，氧气分压也减少一半。另外，由于水中有压力，水深每增加 10m，约平均增加 1 标准大气压。低气压（低氧气）导致的健康障碍有到高处时的呼吸困难、心功能不

---

① 电离放射线的单位：这是由国际单位系统 SI 规定的，常使用的放射线的强度单位有贝可勒尔（Bq）、吸收线量（单位质量所吸收的能量）的单位戈瑞（Gy）、实效线量（实际对生物体的影响大小）的单位希沃特（Sv）。X 射线、γ射线是 Sv=Gy，α射线是 Gy 的 20 倍等于 Sv。

全、贫血时会产生低氧血症，出现头痛、呼吸与脉搏增加、目眩、恶心等症状。到高处时出现的低氧障碍称为急性高山病，短时间到达 2500m 以上的高度时会出现头痛、睡眠障碍、呼吸困难、目眩、恶心等症状，重症情况下会发展成肺水肿和脑水肿而导致死亡。高气压导致的健康障碍在水下作业等高气压作业时会产生。加压时的健康障碍有耳、鼻、齿等的受压障碍（挤压），氧气、氮气、二氧化碳等分压的上升导致肺氧中毒、脑氧中毒、氮气病、头痛等。减压时的健康障碍有减压所导致的溶解于脂肪组织的氮气气泡化，堵塞微小血管导致发生减压症（潜水病），急性症状有皮肤瘙痒感、呼吸困难和胸闷、关节痛，慢性症状有骨坏死性变化。

（5）生物环境因素

能传染给人、威胁人的健康的生物环境因素有寄生虫、原生动物、细菌、病毒等。最近引起注意的传染病有 AIDS 等新型传染病，以及曾经认为已经控制住，但近年又再度引起发病的传染性疾病（结核、疟疾等）。

病毒传染病主要是以气管感染为主的腺病毒、流感病毒（A 型、B 型、C 型）、RS 病毒等。神经系统的病毒传染病有单纯疱疹病毒、乙型脑炎病毒导致的急性脑炎、肠道病毒、流行性腮腺炎病毒等导致的脑脊髓膜炎、感染后脑炎及疯牛病等的迟发性传染病等。对肝脏感染的病毒有肝炎病毒，分为甲型、乙型、丙型、丁型、戊型。慢性持续性感染问题较大的是乙型和丙型肝炎病毒，放任不管很有可能会发展成肝硬化或肝癌。对乙型肝炎实施了防止感染的疫苗接种，抗病毒治疗使用干扰素（interferon）和核酸类似物制剂。以前由输血导致丙型肝炎患者增多，1990 年实施了抗体检查，新的感染逐渐减少。抗病毒治疗使用干扰素和直接作用型抗病毒药。其他的病毒有麻疹病毒和风疹病毒，对这些定期实施减毒活疫苗（live vaccine）接种。另外，流行性腮腺炎病毒会引起流行性腮腺炎。引起病毒性痢疾的主要病毒是诺沃克病毒[①]，很多情况下会导致急性肠胃炎，主要在冬季流行。此外，轮状病毒会导致婴幼儿痢疾。AIDS 病毒属于逆转录病毒（retrovirus），会引发后天性免疫衰竭。

细菌性或原生动物性传染病有很多种类。尤其是细菌性传染病，其是新兴、继发传染病中的重要传染病，如循环水污染源的军团病（legionnaires disease）、O157（肠出血性大肠埃希菌）、MRSA、VRE[②]、霍乱、结核病等；原生动物病有耐盐素性病原微生物的隐孢子症（cryptospordium）等。

---

① 诺沃克病毒：主要在冬季多发，从婴幼儿到老年人范围很广，症状是急性肠胃炎、腹痛、痢疾、呕吐。该病毒耐干燥耐高温，感染性强，少量的病毒（10～100 个）也能感染发病。患者的呕吐物和排泄物里有大量病毒，用碱性漂白剂消毒比较有效。

② MRSA、VRE：MRSA 指耐甲氧西林金黄色葡萄球菌（methicillin resistant staphylococcus aureus），是对甲氧西林耐药的金黄色葡萄球菌，其是由于抗生素滥用产生的。主要治疗药物是万古霉素（vancomycin）。万古霉素抵抗性肠球菌（vancomycin-resistant enterococcus，VRE），是对万古霉素有抵抗性的肠球菌。

其他传染病的主要起因有病原体、衣原体、立克次体、螺旋体、真菌、寄生虫等。

短评 10-3　新型传染病和继发型传染病

WHO 的定义中指出，新型传染病是"以前未曾知晓，近 20 年里新发现的传染病，它是局部或国际性的成为公共卫生问题的传染病"，这种传染病的暴发会威胁到很多人的生活和生命。很多情况是来源于动物的传染病（人兽共同传染病），80%的新型传染病在日本是承认的。目前主要的新型传染病有埃博拉出血热、MERS（中东呼吸综合征）、重症热性血小板减少综合征（SFTS）、新型流感病毒（H5N1）、人类免疫缺陷病毒（AIDS）等。而继发型传染病则被定义为"是既知传染病，患者曾经减少到已经不能对公共卫生构成威胁的程度，而近年再次流行，患者数增加"。这种传染病曾经是人类的威胁，一度得到控制，但是再一次复发，造成大流行。一度得到控制的传染病再度复发的原因一般认为是耐药性病菌增加、地球气候变暖导致生态系统发生变化、交通发达、病原菌毒性被强化等。另外，健康成人可能感染程度比较轻，免疫力低的人、婴幼儿及老年人感染时可能病情会较重。主要的继发型传染病有结核、疟疾、登革热、狂犬病、金黄色葡萄球菌传染病等。

3　生活环境和健康

（1）空气和健康

1）空气的正常成分

在 0℃、1 标准大气压下，正常空气的主要成分是氮气（N_2，78.10%）、氧气（O_2，20.93%）、二氧化碳（CO_2，0.04%）、氩（Ar，0.93%）等。N_2 是惰性气体，几乎对人的生命无直接影响。O_2 对生物体必不可少，16%以下时会感到脉搏和呼吸数增加、头痛、恶心，10%以下时会发生昏迷、痉挛直至死亡。CO_2 在呼吸中约占 4%，在空气中浓度达到 3%~4%时，就会出现头痛、目眩、血压升高等症状。其也是室内空气污染的指标，室内的基准是 CO_2 浓度在 0.1%以下。

2）空气的异常成分

空气的异常成分有一氧化碳（CO）、硫氧化物（SO_x）、氮氧化物（NO_x）、悬浮颗粒物（SPM）、光化学氧化剂等。CO 是无色无臭气体，比 O_2 更容易和血液中的血红蛋白结合，结合比是氧气的 250 倍，它会阻碍生物体的氧气利用。其浓度为 10ppm 时精神活动会低下，100ppm 时会产生头痛、目眩，5000ppm 时 1 小时以内会致死。SO_x（主要是 SO_2 和 SO_3）是由化石燃料燃烧产生的，无色有刺激性气味，易溶于水。对上呼吸道的刺激作用很大，会引起慢性支气管炎和哮喘。近年来，SO_2 为 0.005ppm 以下，优于环境基准（0.04ppm 以下）。NO_x（主要是 NO 和 NO_2）主要由汽车等移动发生源产生，无色但有很大刺激性，不太易溶于水，可到达肺深部引起慢性支气管炎和肺气肿。关于 NO_2，有些地方在沿途干线道路两边没有达到环境标准要求（0.04～0.06ppm 以下）。

悬浮颗粒物是漂浮在大气中的直径在 10μm 以下的微粒子，包括烟、粉尘、石棉、柴油排气粒子（DEP）等很多种类。直径 0.1～5μm 的粒子容易到达肺泡，近年来粒子直径在 2.5μm 以下的 PM2.5[①]对健康的影响令人担忧。当大气中的氮氧化物和碳氢化合物接受紫外线时，会发生光化学反应生成二次污染物质，其中刺激性很强的臭氧、乙醛类总称为光化学氧化剂。

（2）水和健康

水约占成人体重的 60%，它是体内化学反应必不可少的物质。正常成人的日水分排出量约为 2500ml，这个量为维持生命所必需的生理性必要量。但是，人除了维持生命以外，日常生活中使用的生活用水必不可少，日本人水的平均补给量约达到 340 升/（日·人）（2013 年）。一般来说，水分为上水、中水[②]（再处理水）、下水 3 类。

1）自来水

供人们饮用的水称为自来水。日本自来水管道的普及率 2014 年达到 97.8%。19 世纪末在美国及德国观察到的"水过滤后饮用不仅能降低消化系统传染病死亡率，而且还降低了心脏病、结核、肾脏病等的死亡率"。作为健康生活的自来水有对人体安全、使用方便、饮用无不适感、好喝等特点。《日本自来水法》规定了自来水的水质标准，2015 年修改的水质标准中规定了水质基准项目 51 条和水质管理注意事项——水质管理目标设定条款及需要检查条款。另外，为强化隐孢子病等耐盐性病原微生物而采取的过滤对策等，规定了除去病原微生物的标准。大肠埃希菌、氯离子、硝酸性及亚硝酸性氮作为粪尿污染的指标很重要。

自来水制备系统由水源取水、引水、净水场的净水、送水、配水等设施构成。净水可按照沉淀、过滤、消毒的顺序进行。过滤法有缓速过滤和急速过滤，急速过滤使用药品沉淀，细颗粒沉淀后可以提高过滤的速度，日本多半采用急速过滤。

---

① PM2.5：大气中漂浮的大都是颗粒直径在 2.5μm 以下的小颗粒，它比以往的悬浮颗粒物（直径在 10μm 以下）还要小。PM2.5 非常小（约为毛发直径的 1/30），容易进入肺部深处，不仅对呼吸系统有影响，还会影响消化系统。环境基准是日平均值 35μg/m³ 以下，年平均值 15μg/m³ 以下。

② 中水：指对已经使用过一次的自来水或下水道的水进行再处理后，达到一定指标的水（再生水），它不适合作为饮用水再利用，但是可以用于卫生间和公园喷水池等杂用及工业用水。因此被称为杂用水，在水的再利用及节省水费方面值得期待。

为对过滤后的水进行消毒和防止再污染，在供水阀末端的游离残留氯要保持0.1ppm 以上以进行氯气（Cl_2）消毒。添加的氯一部分和有机物反应，剩余的氯成为 HClO（次氯酸）及 ClO^-（次氯酸离子）等具有很强杀菌力的游离残留氯。游离氯和水中的有机物质（腐殖质）反应会生成具有诱变性和致癌性的三氯甲烷。其他的消毒法有用臭氧和紫外线杀菌、煮沸、重金属杀菌等。

　　2）下水

　　下水道是将城市的雨水和生活排水及产业排水汇集到地下的管道，然后排到公共水域的设施。为了防止未处理的污水排出造成环境污染及为了防止大雨造成水涝，下水道要做整体布局。日本的下水道布局比自来水管道要晚，2014 年的普及率仅为77.6%。下水的处理方法有污水雨水流到一个下水管道的合流式和污水雨水分用不同下水管道的分流式两种。合流式在下大雨时雨水和污水的混合水未经处理就流入河里，所以近年来多采用分流式。下水处理过程大体分为厌氧性处理和有氧性处理。有氧性处理的代表有活性污泥法（图 10-4），在一次处理的下水中加入活性污泥（含有很多有氧性泥状物），送入空气搅拌，由好氧菌进行分解（2 次处理）。之后，下水送入沉淀池，上面清水经氯消毒后放流，沉淀物再次作为活性污泥循环利用。活性污泥法可以短时间处理大量下水，广泛用于大规模处理。近年来为防止富营养化及下水处理水再利用，采取了臭氧氧化和离子交换等处理（3 次处理）。

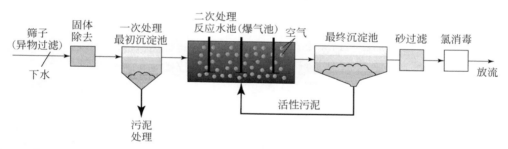

图 10-4　活性污泥法下水处理

　　污染的水排到环境中会造成健康危害，并且还会引起大范围的环境破坏。水质污浊的原因有工场排水、生活排水和都市下水的直接排水，废弃物被丢至河川海洋里，油轮、海底油田事故造成的海洋污染等。为防止水质污染造成健康危害和环境破坏，制定了水质污浊相关的环境标准。这个标准的制定是希望实现和维持公共用水水质，其中包括关于保护人的健康的条款（健康条款）和保护生活环境的条款（生活环境条款）。在 2014 年，健康条款的达成率高达 99.1%。关于生活环境保护的基准是根据河川、湖泊沼泽、海域不同而分别制定的，其中，制定了氢离子浓度（pH）、悬浮物质（suspended solid，SS）、溶解氧（dissolved oxygen，DO）、生化需氧量（biochemical oxygen demand，BOD）、化学需氧量（chemical oxygen demand，COD）、大肠菌群数、全氮气、全磷等条款（表 10-2）。有机物污染的指标 BOD 的达成率逐年上升，2014 年度为 89.1%。河川的达成率高（93.9%），但是，湖泊沼泽、内湾、内海等封闭性水域达成率依然很低。

表 10-2　主要水质污染的指标和意义

指标	意义
氢离子浓度（pH）	酸性、碱性的指标，城市下水为 7.0 左右
悬浮物质（SS）	不溶于水的悬浊性物质（直径 2mm 以下），是水污浊的原因
溶解氧（DO）	溶于水的氧气量，DO 小则会产生硫化铁，水变黑色
生化需氧量（BOD）	水中有机物被需氧性菌氧化分解所需要的氧气量，BOD 越高则水越脏
化学需氧量（COD）	水中有机物被氧化剂氧化所需的氧气量，COD 越高则水越脏

（3）居住和健康

居室是人们主要生活活动的场所，为了保持健康舒适的居住环境，换气、防音、清扫、采光等室内环境的适当维持和管理很有必要。室内环境中对健康影响特别大的是空气环境，主要污染物质是一氧化碳、二氧化碳、悬浮颗粒物、室内灰尘、屋内螨虫等。室内灰尘、屋内螨虫等会导致哮喘等呼吸系统疾病和过敏，室内空气污染的对策是充分换气。

室内空气污染综合征是新建和改建后的房屋建材中产生的甲醛等挥发性化学物质[①]（volatile orranic compound，VOC）、螨虫、霉等导致的身体不适或健康障碍，这个定义尚未明确。症状有头痛、喉咙和眼睛痛、鼻炎、呕吐、呼吸器官障碍、皮肤炎等。发病机制和治疗方法现在尚有很多不明确的地方。2006 年日本的《劳动安全卫生法》的修正案中指出了包括 VOC 在内的特定化学物质的有害性和危险性，并提出要促进自主解决。室内空气污染综合征的预防对策是减少室内VOC，为此要使用含 VOC 量少的建材和家具制品，屋内经常换气使 VOC 排到屋外。另外，在入住新房前把室内温度升高到 35℃以上，之后，反复换气可以促进VOC 排到室外。对人体本身来说，避免生活习惯病、改善体质、禁烟、减少压力、对化学物质的脱敏治疗等都很重要。

（4）废弃物

随着国民生活水平的提高和产业活动的扩大，日常生活和生产活动产生的废弃物数量会很庞大，废弃物的妥当处理是个重大课题。近年废弃物处理不当、非

---

① 挥发性化学物质（VOC）：指挥发性有机化合物。WHO 把 VOC 定义为大气中以气体存在的有机化合物中沸点为 50～260℃的物质的总称。现在，对甲醛（0.08ppm）、甲苯（0.07ppm）等 13 种物质的浓度指导值和总挥发性有机物（TVOC）的暂定目标值已经做了规定。

法丢弃等问题多有发生，为应对这种现象制定了《废弃物处理法》，采取措施推进废弃物的限制产生、再利用、循环利用，强化排出者的责任，加强对不当处理者的处罚。

1）一般废弃物和产业废弃物

废弃物分为一般废弃物和产业废弃物①。近年来，一般废弃物的排出量呈减少趋势。垃圾排出的比例中生活垃圾约占 70%，企事业单位垃圾约占 30%。近年资源化及中间处理的垃圾比例在增加，垃圾的循环利用率 2014 年度增加到了 20.6%。

产业废弃物的排出量近年与往年保持不变，污泥排出量最多，约占总体的40%。处理方面，产业废弃物的一半左右都可再生利用。下水道产生的污泥约占全产业废弃物量的 20%，目前在不断地进行循环利用并进行中间处理减少排量。推进废弃物循环利用的法律有《容器包装循环利用法》《家电循环利用法》《建设循环利用法》《食品循环利用法》《汽车循环利用法》等，这些法律对各个方面的废弃物的正确处理做了规定。

2）废弃物的违法丢弃和国际间移动

产业废弃物的处理成本高且处理方法复杂，违法丢弃会增加危险，因此修改了《废弃物处理法》，要求废弃物要有许可条件并对违法者加强处罚，使得产业废弃物违法丢弃呈减少趋势。违法丢弃对策有事先防范、早期发现、防止扩大、违法丢弃后要求恢复原状等。此外还实行了公共基金和私人基金，对恢复原状进行资金支持。近年来随着经济国际化，有害物质国际间移动的管理变得很重要。日本制定了特定有害废弃物输出输入的相关规则法律来限制废弃物的输出输入。

3）医疗废弃物

医疗废弃物是医疗机关进行医疗行为产生并排出的废弃物。因为其会成为传染病污染源，因此需要妥当处理。医疗废弃物在《废弃物处理法》中属于感染性废弃物，应作为特别管理废弃物加以区分。根据排出的内容分为感染性一般废弃物和感染性产业废弃物。感染性一般废弃物包含带有或者可能带有血的纱布带、脱脂棉、药布、纸屑等含有感染源的物品。感染性产业废弃物包含产业废弃物中的污渍（凝固血液等）、废油、废酸（X 线片定影液）、废碱、废塑料（合成树脂器具）、胶皮（手套）、金属（注射针头）、玻璃（密封小玻璃瓶）等。

4 环境污染和健康问题

公害是由于企事业单位和人民生活活动增加导致能源和资源消费增加，造成环境排出的物质也增多，在较大范围内对人体健康和生活环境造成了损害。日本

---

① 一般废弃物和产业废弃物：产业废弃物是生产活动中产生的法律规定范围内的废弃物，包括污泥、动物的粪尿等 20 种。一般废弃物是产业废弃物以外的废弃物，主要有家庭产生的生活垃圾、粪尿及企事业单位产生的垃圾。

在 1967 年的《公害对策基本法》中确定大气污染、水质污染、土壤污染、噪声、震动、地面下沉、恶臭为七大典型公害，并设定了环境标准。1972 年日本制定了《自然环境保护法》，之后，环境政策涉及的对象扩展到国际范围，防止环境污染和积极保护自然环境成为必然。1993 年，日本制定了《环境基本法》。另外，2001 年日本将环境厅提升为环境部，重新掌管废弃物的处理及清扫的相关法律。2014 年 7 大典型公害的投诉案件为 51 912 件，其中，噪声投诉案件最多（33%），其次是大气污染（31%）、恶臭（19%）、水质污染（13%）、震动（4%）。

（1）日本的公害问题

日本的公害问题的历史中有大家熟知的江户时期的爱媛县别子铜山矿毒事件和明治时期的栃木县足尾铜山矿毒事件，造成了大多数居民的健康危害。第二次世界大战后，日本从 20 世纪 50 年代开始随着经济快速发展，开始出现大量生产、消费、废弃，但环境污染防治对策相对滞后，结果导致发生四大公害，给很多居民带来了巨大的健康障碍。下面就四大公害进行阐述。

1）水俣病及新泻水俣病

1950 年，由于长期摄取的鱼含有工厂排水里的甲基汞生物浓缩物，熊本县水俣湾沿岸的居民患上了嘴唇和手指感觉障碍、步态异常、向心性视野狭窄的中枢神经障碍。因为是高浓度污染，出现了短期内多数人死亡、初生儿智能障碍、胎儿运动功能障碍，这就是水俣病。1960 年在新泻县的阿贺野川流域出现了许多同样的患者，称之为新泻水俣病。截至 2015 年 3 月，熊本县和新泻县确诊的患者共计 2979 人。在 2004 年的关西水俣病诉讼中，认定了水俣病灾害扩大的行政责任，对包括未确诊患者在内的有神经症状的所有人发放了医疗手册和保健手册，并支付医疗费用，采取了医疗事业综合对策。2009 年《水俣病特别措施法》实施，对未确诊患者支付了津贴。

2）痛痛病

痛痛病是第二次世界大战后，在富山县神通川流域发生的浑身激烈疼痛的病症。其原因是矿山排水中含有的镉造成的水质污染及稻米污染，长期摄取污染的水和米导致肾功能障碍和骨软化病。截至 2015 年末，认定的患者为 198 人。

3）四日市哮喘

1960 年以来，三重县四日市的石油联合企业产出的含有大量二氧化硫等的重油燃气导致该地区居民出现许多支气管哮喘和慢性气管炎病症。患者多为年轻人和 40 岁以上的中老年人。居民投诉于 1972 年获得全面胜诉。

4）慢性砷中毒

1970 年宫崎县土吕久地区及岛根县笹谷地区矿山排出的亚砷化合物导致居

民产生慢性砷（As）中毒①，有皮肤疾病（皮肤癌、色素沉积、角化症），末梢神经障碍，无力感等症状。截至 2015 年年末确诊患者为 215 人。

（2）全球性的环境问题及对策

产业革命以后，地球上的人类大量消费物质，同时又大量生产物质，这不仅造成身边的生活环境被破坏，还导致地球气候变暖和地球沙漠化，形成了酸雨，破坏了臭氧层，对整个地球造成恶劣的影响。处理这些全球性的环境问题靠单独一个国家是很困难的，要求有一个世界各国通力合作的体制。为了认识全球性的环境问题和支持环境保护活动，1972 年联合国召开了人类环境会议，1973 年开始实施联合国环境计划。另外，1992 年在里约热内卢召开联合国环境开发会议（地球峰会），通过了旨在保护地球环境的行动原则——《里约宣言》。2002 年在约翰内斯堡峰会通过了关于能够持续可开发的《约翰内斯堡宣言》。日本在 1993 年制定的《环境基本法》，将保护地球环境视为"这是阻止人类活动导致的地球整体不断变暖及臭氧层的持续破坏，避免海洋污染和野生动物减少对地球整体或大范围的影响，这是对人类福祉做贡献，同时，也是为确保国民健康且富有文化的生活做贡献"。

1）地球气候变暖

地球气候变暖指随着人类活动的不断扩大，二氧化碳、甲烷、一氧化碳及氟利昂②等可导致温室效果的气体大量排入空气中，使得整个地球出现气温上升的现象（图 10-5）。尤其是 CO_2，其对气候变暖的影响最大，削减其排出量成为紧急课题。关于根据气候变动的政府间审议会（IPCC）2007 年的报告显示，到 2100 年，地球整体平均气温预计上升 $1.1\sim6.4℃$。至今为止，从日本的年平均气温来看，每 100 年平均上升约 1.16℃。1992 年的地球峰会通过了《联合国气候变化框架公约》。

2）酸雨

化石燃料燃烧产生的氮氧化物（NO_x）及硫氧化物（SO_x）通过溶解于雨水，变成硝酸（HNO_3）及硫酸（H_2SO_4）等，雨水的 pH 下降形成酸雨。除雨水之外，也有雾、雪、悬浮微粒的酸化。酸雨的定义在各个国家都不相同，在日本是指 pH 5.6 以下的雨。酸雨不仅对人有影响，对环境也有影响。土壤酸化导致树木受到危害，湖泊沼泽和河水酸化导致水资源灾害，酸雨还会腐蚀建筑物和文物。现在为

①砷中毒：砷毒性很强，用于农药、木材防腐。单体砷和几乎所有的砷化合物对人体极其有害。喝下之后的急性症状是恶心、呕吐、腹泻、剧烈腹痛，还会昏厥乃至死亡。慢性症状是肝炎和色素沉着、骨髓疾病、末梢神经炎、黄疸、肾衰竭等。
②氟利昂：是由碳、氟、氯组成的氯氟烃（chlorofluorocarbon，CFC）。大气中排放的 CFC 被紫外线分解，产生氯原子。氯原子和臭氧反应变成氧分子和一氧化氯基，一氧化氯基再次和臭氧反应又变为氯原子。这样循环反复就破坏了臭氧层。

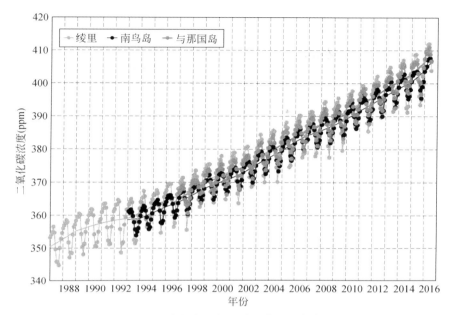

图 10-5　大气中二氧化碳浓度的历年变化

植物活动的影响造成季节变化、二氧化碳浓度不断增加。绫里（岩手县大船渡市）和与那国岛、南鸟岛纬度高，
因此，容易受陆上植物活动影响、季节变化大

监视东亚各国的酸雨启动了 13 国参加的东亚酸雨监控网（EANET），2015 年的曼谷会晤提出了包括推进 PM2.5 和臭氧监测范围扩大的中期计划（2016～2020 年）。

3）沙漠化和森林资源减少

约占世界陆地面积 27% 的森林因树木砍伐和开发及酸雨的影响急速地遭到破坏。相反，占地球陆地面积约 25% 的沙漠在逐年扩大，尤其是在非洲，这已经成为严重的问题。造成沙漠化的原因有过度放牧、过度耕作、薪材的过度获取等。还有贫困、人口增加和迁移、粮食问题等，其结果导致了严重的干旱和饥饿。为了应对非洲等沙漠化严重地区的干旱及沙漠化，《沙漠化应对条约》于 1996 年生效，日本于 1998 年开始实施该条约。

4）臭氧层的破坏

存在于地面上 10～50km 的平流层中的臭氧具有吸收有害紫外线的作用，但是，其被冰箱和空调的冷冻剂和喷雾剂含有的氟利昂破坏。尤其是高纬度地区，臭氧减少明显，南极上空观察到了臭氧稀少的臭氧洞（图 10-6）。由于臭氧层的破坏，到达地表的有害紫外线增加，皮肤癌、白内障等健康危害增多。为保护臭氧层，1985 年通过了《维也纳条约》，为限制破坏臭氧层的物质，《蒙特利尔议定书》于 1987 年通过。氟利昂的使用已经被禁止，2001 年公布了《氟利昂回收、破坏法》，其回收、防止破坏成为义务。

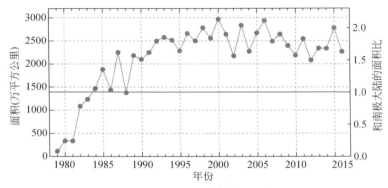

图 10-6　南极臭氧洞的历年变化

臭氧洞年最大面积的历年变化。黑横线是南极大陆的面积（约 1400 万平方公里）。臭氧洞从 20 世纪 80 年代开始到 20 世纪 90 年代中叶急速扩大，但之后没发现扩大倾向。它显示了一个季节性的变化，从 8 月到 9 月迅速发生变化，相当于南半球的冬季和春季，并从 11 月至 12 月消失急速减弱。臭氧层破坏物质的浓度在 20 世纪 90 年代以后过了高峰，开始缓慢减少，但是依然处于高位

5）海洋污染

　　环境污染物被丢弃到海洋、船舶的油和有害物质的流出及海底油田开发等形成了海洋污染问题。1975 年《防止倾倒废弃物及其他物质污染海洋的公约》、《1972 伦敦公约》生效，日本于 1980 年加入该公约。1994 年生效的《联合国海洋法公约》要求对保护海洋环境采取必要措施。

短评 10-4　地球气候变暖及防止对策（从《京都议定书》到《巴黎协定》）

　　为了在国际上推进地球气候变暖对策，1992 年在巴西里约热内卢的联合国环境开发会议（地球峰会）上，缔结了《联合国气候变化框架公约》，并于 1994 年生效。这个条约的缔约国每年聚集，召开缔约国会议（COP），1997 年在京都召开第三次缔约国会议（COP3），通过了《京都议定书》。在《京都议定书》中，以发达国家为对象，就 2008～2012 年的温室气体平均排出量这一问题，设定了将 1990 年的排出量为基准的削减量作为数值目标，将实现这个目标作为义务（日本的削减目标是 6%）。但是，国际社会作为长期目标所达成的，仅比工业化以前气温上升要控制在 2℃以下这样一个"2℃目标"显然是很难实现的。因此，2015 年 12 月，在巴黎召开的第 21 届缔约国会议（COP21）上，通过了《巴黎协定》，并于 2016 年 11 月生效。《巴黎协定》是《京都议定书》签订 18 年之后达成的关于地球气候变暖问题对策的国际条约，2020 年以后，无论是发达国家还是发展中国家，所有国家都在一个平台上设定削减目标，有义务在本国采取措施以便完成目标。

5　最近的环境问题

　　排放到环境中的化学物质多种多样，有很多可能会对人的健康和生态系统造成有害影响。近年来直接接触高浓度的化学物质导致的健康危害在减少，但长时间接触多种类的微量化学物质而产生健康影响的危险仍然存在。例如，由二噁英类和内分泌干扰类化学物质、致癌性化学物质导致的环境污染和健康危害。对策有于 1999 年公布的《二噁英类对策特别措施法》（简称《二噁英法》），依此进行限制和监视。另外，同年制定了《关于促进改善对特定化学物质排出量的掌握和管理法》（PRTR 法），之后二噁英排出量急剧减少。2012 年在氯相关有机溶剂作为洗洁剂使用的印刷公司发现员工多发胆管癌，洗洁剂中包括了法律限制对象外的化学物质。另外，2015 年生产芳香族胺工厂的员工多发膀胱癌（图 10-7）。对于长期接触化学物质致癌的问题，2014 年公布了《劳动安全卫生法部分修改法》，强化了化学物质管理。

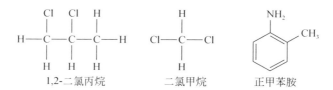

1,2-二氯丙烷　　　　　二氯甲烷　　　　　正甲苯胺

图 10-7　与胆管癌及膀胱癌有关的化学物质

（1）二噁英类

　　《二噁英法》中指出，二噁英类是具有 75 种同分异构体的多氯二苯并二噁英（PCDD），再加上具有 135 种同分异构体的多氯二苯并呋喃（PCDF），以及显示同样毒性的多氯联苯（PCB）的总称。它在合成化学中毒性最强，有报道称可导致重度先天畸形、死产、流产、畸胎、新生儿死亡等生殖障碍的增加，而在动物方面可导致畸形、致癌、胎儿毒性等。从废弃物焚烧炉设施排出的二噁英类污染成为全国性的大问题。《二噁英法》公布以后，焚化设施的废止、改修及配备新设施在持续进行，二噁英排出量年年减少，排出削减目标基本达成。

（2）内分泌干扰化学物质

　　关于内分泌干扰化学物质（环境激素），因为化学物质和内分泌系统的相互作用还不明确，所以这个定义还不清楚。1998 年环境厅制定的"环境激素战略计划（SPEED98）"中指出，"内分泌干扰化学物质留在生物体内时，它是对原本在生物体内的正常激素的作用给予影响的外因性物质"。可疑的化学物质有二噁英类、多氯联苯、滴滴涕（DDT）等有机氯系列物质及己烯雌酚（DES）、双酚 A（BPA）、壬基酚、苯二甲酸酯类、有机锡、植物性雌激素等 67 种物质。从野生动物和人的流行病学调查来看，内分泌干扰化学物质对人体的生殖系统、甲状腺、下丘脑、下垂体等有各种各样的影响。

短评 10-5　化学物质与致癌性

　　2012 年的调查发现，以氯类有机溶剂作为洗洁剂使用的胶版印刷有限公司的员工及以前的员工多患有胆管癌，这成为了很大的社会问题。该公司使用的洗洁剂中含有化学物质 1, 2-二氯丙烷（dichloropropane，DCP）及二氯甲烷（dichloromethane，DCM），这些物质当时并没有受法律限制。但是，专家检查结果判明，这两种化学物质的使用量和使用方法不同会给从业者安全和健康带来危害，被认定为工作伤害。另外，2015 年从事芳香族胺（正甲苯胺）工作的工厂工人多患有膀胱癌。检测工人的工作内容和工作环境，怀疑是长期接触正甲苯胺的缘故。很早人们就知道芳香族胺是引发膀胱癌的化学物质，关于正甲苯胺，IARC（国际肿瘤研究机构）将其分类为一类物质（对人有致癌性）。在这些伤害发生的情况下，对化学物质的管理状况要重新认识，2014 年 6 月公布的《劳动安全修改法案》强化了对化学物质的管理。

（3）石棉

　　石棉是纤维状硅酸盐矿物质的总称，其主要作用是防音、隔热，常用于保温材料。目前已经很清楚石棉对健康的影响是肺尘埃沉着病（尘肺）、胸膜间皮瘤[①]、肺癌等。石棉对健康的损害要很长一段时间才出现症状，如胸膜间皮瘤有 35 年左右的潜伏期。2006 年石棉生产被全面禁止。近年来，石棉对健康的危害在增加，在 2008 年 1 年内石棉导致的恶性间皮瘤致死人数达到 1170，为历史最高。患肺癌及恶性间皮瘤被认定为劳动灾害补偿保险的案例数在不断增加。并且石棉工厂附近的居民也有患病者。作为健康危害防止对策，2005 年实施了石棉危害预防规定，2006 年实施了《石棉受害救济法》以救济石棉造成的健康受害者，针对石棉在不断采取对策，法律也在不断完善。

---

① 胸膜间皮瘤：来自间皮细胞的囊肿总称为间皮瘤，发病部位以胸膜居多，也就是人们熟知的恶性胸膜间皮瘤。多半是由接触石棉（asbestos）所致，蓝石棉（crocidolite）和铁石棉（amosite）比温石棉（chrysotile）的致癌性高。

参 考 文 献

環境省著，編集．生物多様性国家戦略 2010　ビオシティ，2010.

環境省編．紫外線環境保健マニュアル 2015.

環境省編．環境白書―循環型社会白書／生物多様性白書〈平成 28 年版〉　日経印刷，2016.

建築物の環境衛生管理編集委員会編．改訂　建築物の環境衛生管理（上・下巻）　公益財団法人日本
　建築衛生管理教育センター，2015.

厚生統計協会編．国民衛生の動向〈2016／2017〉　2016.

日本生態系協会編．環境を守る最新知識（第 2 版）　信山社，2006.

吉田眞一・柳雄介編．戸田新細菌学（改訂 34 版）　南山堂，2013.

環境省ホームページ（http://www.env.go.jp/）

気象庁ホームページ（http://www.jma.go.jp/jma/index.html）

厚生労働省ホームページ（http://www.mhlw.go.jp/）

第 11 章 今后的健康和医疗

本章谈及今后的健康和医疗的状况、方向及进步。本书对为了实现健康长寿而进行的健康管理方法做了论述，这是现在可能实施的，并且是最新的信息。近年来，不再是单纯讲对症疗法和预防医学，而是提出了可以根本治疗疾病的再生医疗，如使用 ES 细胞的新的医疗方法（不会引起免疫排斥反应，用于器官移植）。基于这些，本章从健康管理学的角度阐述今后健康的方向性和发展性。

1 以健康长寿为目标构筑健康生活的 21 世纪

我们认为健康的根本在于营养、运动、休养。这些因素相互作用，结果会增进健康。但是，体力处于最低状态时，此三要素就未必是对等的关系，这种情况下就要休养。饮食上应尽可能地多吃有营养的食物，并尽可能地多运动，来努力增强体力，这很重要。本着这样的想法，对三要素做一个正确的判断后再实践，就会有助于健康长寿。

（1）"疲劳蛋白质"

现代生活多样化，身体有慢性疲劳感也并不罕见。近年来，人们检查出"疲劳蛋白质"，减少这种蛋白质的唯一方法是睡眠，这一点已经得到验证。另外，检查"疲劳蛋白质"的间接指标为疱疹病毒的存在。也就是说，疲劳蛋白质在体内增加，则生物体内存在的疱疹病毒就感知到生命危险，就会从身体里逃出，集结到口腔。因此，通过测定口腔里的疱疹病毒量就可以检查出疲劳状态。现在，由于过于追求市场经济，人们在日常生活中，体力和精神上的负担都很大，另外，个人又被时间和评价束缚，慢性疲劳综合征和自杀等成为了一种社会现象。作为一个评价指标，疲劳度也被指标化，这无论是对健康管理，还是对人类社会都是很有意义的。

从实际的调查来看，"疲劳蛋白质"经过数小时睡眠后会减少几个百分点，在这个阶段，包括运动在内的康复活动都还尚早。首先要保证睡眠充足，同时摄取营养要均衡。为恢复体力，要经过两天以上的休养，运动要分阶段逐步进行。通过这一系列的过程可以做到维持和增进健康。

（2）营养功能性成分

在健康的三要素中，营养对疾病的影响程度占比较多，尤其是癌症受营养膳食生活的影响，推测为 35% 左右，占比最高。从今后的健康长寿角度看，考虑营养和膳食生活是很重要的。考虑到其将成为今后预防医学的重要参数，这里特别要对营养功能性成分进行说明。

1）抗氧化物质

抑制氧化、消除活性氧、对活性氧生成具有抑制效果的物质统称为抗氧化物质。表 11-1 中是现在确定的食品中的主要抗氧化物质。这些物质在自然界，尤其是在植物中多见，可以分析它在生物体内的功能性。

如果将它们粗略地分类，可分为多酚类①（类黄酮、黄酮、异黄酮②）和儿茶酚类。另外，表 11-1 中没有谈到的还有作为生物体内酶素的 SOD、过氧化氢酶、谷胱甘肽过氧化物酶等，此外还发现了酪氨酸、色氨酸、组氨酸、半胱氨酸等氨基酸，谷胱甘肽等多肽，以及从大豆、蚕豆等分离提取出来的蛋白质等，这些都可以作为功能性成分被利用。

表 11-1　现在确认的食品中的主要抗氧化物质

	物质	来源
	维生素 E	坚果类，植物油脂，黄色、绿色蔬菜，水果
	维生素 C	蔬菜、水果
	类胡萝卜素	黄色、绿色蔬菜，藻类
A	类黄酮	圆葱、菜花、结球甘蓝
	黄酮	大豆
	儿茶酚	茶叶
B	绿原酸	大豆、咖啡豆
	谷维素	米糠
C	丁香酸	丁香
	姜烯酚	生姜
	百里酚	鼠尾草、百里香
	姜黄素	姜黄
	植酸钙镁	豆类、谷类、芋类
	谷胱甘肽	菠菜、菜花、猪肉

注：A. 类黄酮；B. 咖啡酸诱导体；C. 香辛料。

① 多酚类：指具有若干个苯酚环的化合物总称。在该酚环的活性位点可以清除自由基，并发挥其功能。
② 异黄酮：是大豆里所含的植物雌激素，其中有大豆素（daidzein）、染料木黄酮（genistein）等，是几种化合物的总称。它们都有生物体（人）的雌激素作用，结合到细胞的雌激素受体中也会出现同样的作用。

2）功能性成分的例子

尽管法国肥胖人群与其他欧洲国家肥胖人群的肥胖程度相同，但是，其心血管疾病的病死率很低，因此，法国人的饮食生活受到关注。研究者在红葡萄酒里含有的多酚类及白藜芦醇里找到了答案。如图 11-1 所示的白藜芦醇有消除自由基的作用，还可能对炎症、肥胖、糖尿病、阿尔茨海默病[①]等脑神经疾病有治疗和预防效果。另外，其对心脏病和肿瘤也可能有抑制治疗作用，对这类疾病的改善效果和预防效果值得期待。正如之前所说，功能性成分主要是从植物成分中发现的，各种功能性成分被分离提取，将其作为功能性成分或者添加的食品获得厚生劳动省的认可，并作为食品或药品出售成为可能。今后，功能性成分会广泛应用于人的癌症等各种疾病的预防和治疗。

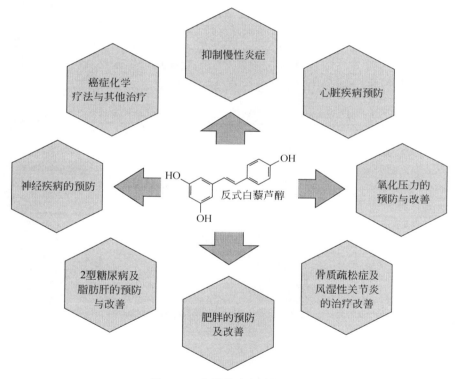

图 11-1　白藜芦醇应用的可能

---

① 阿尔茨海默病：是一般在老年人中出现的一种认知症，其以发现者阿尔茨海默的名字命名。这个认知症的原因是脑内活动活跃的部分附着有相对分子质量 4000 多的蛋白质（被称为β淀粉样蛋白），其神经细胞死亡从而导致语言障碍、运动功能障碍等生物体功能下降，乃至产生功能障碍。

2　再生医疗

医疗的进步变迁经过了如病灶的切除、器官移植、不孕不育的体外受精等过程。之前，作为体细胞克隆的绵羊多莉诞生了，完全颠覆了生物学常识，甚至可以看到生物学在医学上的应用及发展。克隆羊诞生为什么颠覆了生物学常识呢？下面我们探讨一下。

绵羊多莉是母羊受孕而生，这一点是通常生物学上的行为。但问题是母羊是经过怎样的过程受孕的。其方法是首先采取母羊的乳房体细胞，去除来自这个乳房的体细胞核，然后去除母羊卵子的核，在这个卵子细胞里放入乳房的体细胞核，再植入母羊子宫内。因此，母羊也经过了受孕产子过程。在生物学上体细胞和生殖细胞的性质是完全不同的。生殖细胞有体细胞（46 条）半数的染色体，也就是说，如果以人为例是 23 条染色体，通过卵子和精子受精（精子基因往卵子里导入重组）是生物学上的常识，但是，在克隆羊的例子中，是从体细胞产生了生物体。也就是说，"和母亲具有完全相同基因的生物诞生了"这样一种颠覆生物学常识的结果出现了。在有性生殖上，子孙是从生殖细胞卵子和精子诞生，并且通过两者基因发生重组实现进化，诞生同样的子孙是完全不可能的事情，因此，克隆羊的诞生不仅颠覆了生物学的历史，也开启了生物学的新篇章。同时，也出现了"人类对生命可以干预到什么程度"这样一个生命伦理的大课题。

（1）干细胞

被誉为万能细胞的干细胞，于 20 世纪被承认其作用，并开始试验和研究。在发现之初，干细胞是存在于身体某一部位的极少量的东西，当时检测出来是比较难的，但是，现在已经确认其广泛存在于生物体内，其细胞分裂能和分化能有可能会成为最新医疗的中心。现在利用的干细胞是胎盘、脐带、脂肪细胞、乳牙及其周围附着细胞等，将这些如图 11-2 所示做成细胞、器官，可以用于在事故、疾病等中受伤的部位。

（2）胚胎干细胞（ES 细胞）与诱导多能干细胞（iPS 细胞）

ES 细胞被称为万能细胞。人的成熟卵子受精后开始分裂，在细胞分裂初期的 4 细胞期采集其中一个细胞（在 -196℃的液氮下可以长期保存），在需要时取出这个细胞，如图 11-2 所示，制作需要的细胞和脏器器官，这个细胞就是能够治疗人损伤的细胞。在生物学上已知，当受精卵分裂成 4 个细胞时，即使除去 1 个细胞，正常个体出生时也没有任何特别伤害，并且从这 4 个细胞可以诞生完全同样的 4 个生物体（克隆）。但是，很明显，人类的克隆从伦理上讲是不能被允许的。

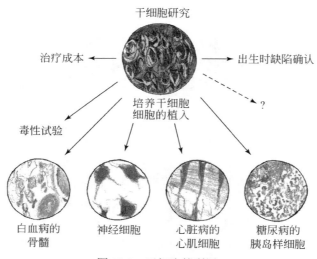

图 11-2　干细胞的利用

　　另外，使用人受精卵有危险性，同时伦理上也有质疑，因此，有人就有了从身体细胞是否可以做成 ES 细胞的想法，于是，京都大学山中教授研究团队成功提取了 iPS 细胞。iPS 细胞通常可从能够采取的组织（如皮肤、手术切除的正常组织）中采取，再向这些采取的细胞内导入含有癌基因的复数个基因，由此成功地从身体细胞中提取了干细胞。此细胞可应用于今后的再生医疗。在制作细胞阶段，通过导入癌基因，细胞有癌变的可能性。现在通过使用质粒，关于这一点的安全性也不断得到确认。

（3）新的医疗形式

　　举两个最近的例子。一个是札幌医科大学收治的脑血管系统功能受伤害的患者（脑梗死发病），通常是对脑伤害部位进行手术，之后进行康复训练，以使受伤害部位得到恢复，而这次没有对该患者进行脑血管手术，而是采取了患者本人的干细胞，然后进行干细胞培养，达到一定细胞数量后，通过血管将干细胞回输给本人。这样处置几个月后进行 X 线检查，发现患者的脑血管伤害部位得到改善，神经细胞增殖也得到确认，这就意味着损伤得到了修复。这一例子证明了干细胞具有修复功能。

　　人的手指能像蜥蜴的尾巴一样再生是以前想也想不到的事情，而现实证明了这是可能的。可以大概推断是细胞外基质接触切断面后，在切断面形成了类似于细胞外基质所具有的形态，以此为诱因，生物体内存在的干细胞进行诱导、集合，形成手指再生的增殖分化，然后形成再生。现阶段只是推断，详细的机制还不明确。

美国着眼于细胞外基质能力的研究，尝试对战争中负伤的士兵进行手脚再生实验治疗，今后的发展和其再生机制同样引人关注。

（4）抗老化与延长寿命

端粒（telomere）的缩短机制导致细胞老化的研究由于长寿基因诱导的延缓老化和机制的发现而得以迅速发展，生物体老化的大概情况已经明确。细胞中 DNA 损伤、活性氧和过剩增殖信号、慢性的增殖刺激、抑癌基因的失效、核仁和表观遗传学（epigenetics）异常、代谢变化感知为压力从而诱导细胞老化等所有这些机制逐渐明朗。并且，最近的研究报道，生物不仅会通过抑癌机制驱使程序化的细胞老化，还会驱使胚胎发生、创伤治愈、组织修复中程序化的细胞老化，从而维持生命体的恒常。另外，自噬功能不能正常起作用导致生物体积蓄老化细胞，由此会增加老化相关疾病的风险。

如上所述，对老化机制的研究和为了抗老化、延长寿命而使用生长分化因子 11（growth differentiation factor 11，GDF11）来使老龄生物体返老还童的研究，以及通过烟酰胺单核苷酸（nicotinamide mononucleotide，NMN）促使长寿基因活化、通过微小 RNA 抗衰老研究、根本上重返年轻的机制的编程、细胞老化研究等都进入一个新阶段。今后的发展进步值得期待。

3　医疗和伦理

如上所述，我们可以推测今后的医疗会从以前的生物体移植、切除领域转向干细胞、ES 细胞注射和服用，或者是通过自体细胞造脏器、器官来修复损伤细胞和脏器及器官，使之可以实现再生。并且，通过 GDF11 和 NMN 使生物体返老还童和长寿基因活化，重返年轻的机制的编程和科学发展将前途无限。因此，在展望未来的同时，现在我们要考虑对人对动物，允许哪些医疗行为存在。本书的最初指出人的寿命大概在 120 岁，随着今后医疗行为新发展和科学进步，寿命这一概念会不断更新，或者说寿命本身实际上不存在。人类追求永远的寿命，我们要考虑医疗的现状及人这种生物的现状。

人为何物？生物是什么？其答案很难找到，但是，今后的医疗、科学领域会迎来新阶段，这将是全世界的人都要考虑的大问题。

参 考 文 献

近藤一博. ヘルペスウイルス感染と疲労　ウイルス，2005；55（1）：9-17.

近藤一博. HHV-6 の潜伏感染・再活性化のバイオマーカーとしての有用性　日本補完代替医療学会誌，2006；3（2）：61-67.

本望修・宝金清博. 脳梗塞の神経再生医療（第5土曜日特集 最新・脳血管疾患 Update —研究と臨床の最前線）—（脳血管疾患の治療の最前線）Stem cell therapy，医学のあゆみ，2009；231（5）：553-56.

Okada, Y., Okada, M., Scavenging effect of water soluble protein in broad beans on free radicals and active oxygen species. *Journal of Agricultural and Food Chemistry*. 1998；46：401-6.

Williams, J., Smith, F., Kumar, S,, Vijayan, M., Reddy, P. H., Are MicroRNAs True Sensors of Ageing and Cellular Senescence? *Ageing Res Rev*. 2016；S1568-1637（16）：30168-4.

NHK スペシャル　人体 "製造" 〜再生の衝撃〜（http://www6.nhk.or.jp/special/detail/index.html?aid=20100328）